क्रम-सूची

डॉ. बारबरा सभी बीमारियों का इलाज

एसटीडी, एचआईवी, कैंसर, हरपीज, मधुमेह, स्तंभन दोष, किडनी/ लिवर रोग, गठिया और कई पुरानी बीमारियों के लिए चरण दर चरण सिद्ध बारबरा ओ'नील सिद्ध प्राकृतिक उपचार

एल्मर होश

1
परिचय

आधुनिक चिकित्सा के क्षेत्र में, जहाँ फार्मास्यूटिकल्स और आक्रामक प्रक्रियाएँ परिदृश्य पर हावी हैं, बारबरा ओ'नील समग्र स्वास्थ्य और प्राकृतिक उपचारों में अपनी विशेषज्ञता के लिए जानी जाती हैं। प्राचीन ज्ञान और आधुनिक विज्ञान के मिश्रण के साथ, उनका दृष्टिकोण पारंपरिक चिकित्सा में आमतौर पर पाए जाने वाले लक्षण-केंद्रित उपचारों के लिए एक स्वागत योग्य विकल्प प्रदान करता है। मन, शरीर और आत्मा के बीच परस्पर क्रिया की गहन समझ के साथ, ओ'नील एक व्यापक दृष्टिकोण का समर्थन करती हैं जो समग्र कल्याण को बढ़ावा देते हुए बीमारी के अंतर्निहित कारणों से निपटती है।

ए. प्राकृतिक उपचारों के लिए बारबरा ओ'नील का दृष्टिकोण

प्राकृतिक उपचारों के लिए बारबरा ओ'नील का दृष्टिकोण इस विश्वास में निहित है कि शरीर में उचित परिस्थितियों में खुद को ठीक करने की एक अंतर्निहित क्षमता होती है। व्यापक अध्ययन और व्यावहारिक अनुभव से प्राप्त ज्ञान की एक विशाल मात्रा के साथ, वह पौष्टिक खाद्य पदार्थों के साथ शरीर को पोषण देने, मानसिक और भावनात्मक कल्याण को बढ़ावा देने और हानिकारक पदार्थों और तनाव के स्रोतों के संपर्क को कम करने के महत्व पर प्रकाश डालती है।

ओ'नील का दर्शन जैव-व्यक्तित्व के विचार के इर्द-गिर्द घूमता है, यह स्वीकार करते हुए कि प्रत्येक व्यक्ति की अपनी अलग-अलग ज़रूरतें और परिस्थितियाँ होती हैं। सामान्य उपचारों की पेशकश करने के बजाय, वह विशिष्ट स्वास्थ्य उद्देश्यों और बाधाओं को पूरा करने वाले अनुकूलित दृष्टिकोणों को बढ़ावा देती है। ओ'नील के उपचार शरीर को संतुलित करने और फिर से भरने पर ध्यान केंद्रित करते हैं, जिसका उद्देश्य प्रत्येक व्यक्ति में सामंजस्य और जीवन शक्ति की भावना वापस लाना है।

ओ'नील के दृष्टिकोण में पोषण, हर्बल दवा, जीवनशैली हस्तक्षेप और मन-शरीर अभ्यास जैसे विविध तरीके शामिल हैं। शिक्षा और सशक्तिकरण के माध्यम से, वह व्यक्तियों को उनके स्वास्थ्य और कल्याण पर नियंत्रण रखने में मदद करती है, उन्हें दीर्घकालिक स्वास्थ्य को बढ़ावा देने वाले स्थायी जीवनशैली परिवर्तन करने की दिशा में मार्गदर्शन करती है।

B. समग्र स्वास्थ्य और प्राकृतिक उपचारों का महत्व

एक ऐसे समाज में जो पुरानी बीमारियों की बढ़ती दरों और स्वास्थ्य सेवा के बढ़ते खर्चों से त्रस्त है, स्वास्थ्य के लिए एक समग्र दृष्टिकोण अपनाने और प्राकृतिक उपचारों के लाभों की खोज करने के महत्व पर पर्याप्त जोर नहीं दिया जा सकता है। जबकि पारंपरिक चिकित्सा तत्काल देखभाल प्रदान करने और आपात स्थितियों को संभालने में अत्यधिक प्रभावी है, यह कभी-कभी पुरानी स्थितियों के मूल कारणों को संबोधित करने के लिए संघर्ष करती है। दूसरी ओर, समग्र दृष्टिकोण बीमारी के पीछे अंतर्निहित कारकों से निपटने के द्वारा कल्याण को बढ़ाने और बीमारियों को दूर करने के लिए एक पूर्ण रूपरेखा प्रदान करते हैं।

1. रोकथाम रोकथाम समग्र स्वास्थ्य का एक मूलभूत पहलू है। लक्षणों के प्रकट होने की प्रतीक्षा करने के बजाय, समग्र अभ्यास पोषण, व्यायाम, तनाव प्रबंधन और माइंडफुलनेस पर ध्यान केंद्रित करने जैसे सक्रिय उपाय करके संतुलन और जीवन शक्ति बनाए रखने को प्राथमिकता देते हैं। अपने स्वास्थ्य को पोषित करने के अभ्यास के माध्यम से, लोग दीर्घकालिक बीमारियों को प्राप्त करने की अपनी संभावनाओं को कम कर सकते हैं और बाहरी और व्यक्तिगत दबावों का सामना करने पर बेहतर अनुकूलन क्षमता का अनुभव कर सकते हैं।

2. सशक्तिकरण स्वास्थ्य के लिए एक समग्र दृष्टिकोण को अपनाने से व्यक्ति अपने व्यक्तिगत कल्याण को पुनः प्राप्त कर सकता है। शिक्षा, संसाधनों और सहायता के माध्यम से, बारबरा ओ'नील जैसे चिकित्सक व्यक्तियों को सूचित विकल्प बनाने के लिए सशक्त बनाते हैं जो उनके मूल्यों और प्राथमिकताओं के साथ संरेखित होते हैं। चाहे वह पौष्टिक खाद्य पदार्थों का चयन करना हो, दैनिक दिनचर्या में गति को शामिल करना हो, या स्व-देखभाल अनुष्ठानों में शामिल होना हो, व्यक्तियों को अपनी स्वयं की उपचार यात्रा की जिम्मेदारी लेने के लिए प्रोत्साहित किया जाता है।

3. समावेश स्वास्थ्य के लिए एक समग्र दृष्टिकोण को अपनाने से मन, शरीर और आत्मा के बीच जटिल संबंध को स्वीकार किया जाता है, जो समग्र कल्याण के लिए तीनों पहलुओं को संबोधित करने की आवश्यकता पर जोर देता है। केवल लक्षणों को संबोधित करने के बजाय, समग्र दृष्टिकोण का उद्देश्य बीमारी के मूल कारणों की पहचान करना और समग्र संतुलन और कल्याण को बढ़ावा देना है। पोषण, हर्बल दवा, बॉडीवर्क और ऊर्जा उपचार जैसे विभिन्न तरीकों को शामिल करके, समग्र चिकित्सक स्वास्थ्य सेवा के लिए एक समग्र दृष्टिकोण प्रदान करते हैं जो किसी व्यक्ति की संपूर्णता को ध्यान में रखता है।

4. पर्यावरणीय जिम्मेदारी को बढ़ावा देना अस्थायी समाधानों पर निर्भर रहने के बजाय, समग्र स्वास्थ्य दीर्घकालिक कल्याण का समर्थन करने वाले स्थायी जीवनशैली में बदलाव करने पर ध्यान केंद्रित करता है। पोषण, नींद, तनाव प्रबंधन और भावनात्मक स्वास्थ्य के महत्व पर जोर देकर, समग्र दृष्टिकोण दीर्घकालिक परिवर्तन के लिए मंच तैयार करते हैं। बाहरी उपचारों पर निर्भर रहने के बजाय, लोग अपने स्वयं के लचीलेपन और जीवन शक्ति का पोषण करने का तरीका खोजते हैं, जिसके परिणामस्वरूप अधिक सामंजस्यपूर्ण और संतोषजनक अस्तित्व प्राप्त होता है।

प्राकृतिक उपचारों और समग्र स्वास्थ्य की व्यापक अवधारणा पर बारबरा ओ'नील का दृष्टिकोण पारंपरिक चिकित्सा की बाधाओं के लिए एक आकर्षक विकल्प प्रदान करता है। बीमारी में योगदान देने वाले अंतर्निहित कारकों को संबोधित करने, व्यक्तियों को अपने स्वयं के कल्याण में सक्रिय रूप से भाग लेने के लिए प्रोत्साहित करने और स्थायी जीवनशैली समायोजन की वकालत करने के माध्यम से, समग्र दृष्टिकोण में स्वास्थ्य सेवा को बदलने और सभी के लिए मजबूत स्वास्थ्य और समग्र कल्याण के भविष्य को बढ़ावा देने की क्षमता है।

2

रोग के कारणों को समझना

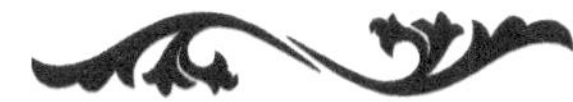

A. यौन संचारित रोग, एचआईवी, कैंसर, हर्पीज, मधुमेह, स्तंभन दोष, किडनी/लिवर रोग, गठिया और दीर्घकालिक रोगों जैसे रोगों के मूल कारणों पर चर्चा

सफल रोकथाम और उपचार दृष्टिकोणों के विकास के लिए रोग के कारणों का गहन ज्ञान महत्वपूर्ण है। हालाँकि बीमारियाँ खुद को अलग-अलग तरीकों से प्रकट कर सकती हैं, लेकिन अक्सर उनके अंतर्निहित कारण समान होते हैं। एसटीडी, एचआईवी, कैंसर, हर्पीज, मधुमेह, स्तंभन दोष, किडनी/लिवर रोग, गठिया और पुरानी बीमारियों सहित विभिन्न बीमारियों की जड़ों की जांच के माध्यम से, हम आनुवंशिकी, पर्यावरण, जीवनशैली और सामाजिक कारकों के बीच जटिल संबंधों के बारे में मूल्यवान ज्ञान प्राप्त कर सकते हैं जो उनकी प्रगति को प्रभावित करते हैं।

A. बीमारी के अंतर्निहित कारणों की खोज

1. एसटीडी (यौन संचारित रोग) एसटीडी ऐसे संक्रमण हैं जो यौन संपर्क के माध्यम से फैल सकते हैं। एसटीडी के पीछे अंतर्निहित कारक

अक्सर बिना सुरक्षा के यौन गतिविधि में शामिल होने से उत्पन्न होते हैं, जो बैक्टीरिया, वायरस और परजीवियों के संचरण को सक्षम कर सकते हैं। सबसे प्रचलित यौन संचारित संक्रमणों में से कुछ क्लैमाइडिया, गोनोरिया, सिफलिस, हर्पीज और ह्यूमन पेपिलोमावायरस (एचपीवी) हैं। अपर्याप्त शिक्षा, सामाजिक पूर्वाग्रह और सीमित स्वास्थ्य सेवा विकल्प यौन संचारित रोगों की दरों को खराब कर सकते हैं, खासकर वंचित समुदायों में।

2. एचआईवी (ह्यूमन इम्यूनोडेफिशिएंसी वायरस) एचआईवी एक ऐसा वायरस है जो प्रतिरक्षा प्रणाली को निशाना बनाता है, जिसके परिणामस्वरूप यदि उपचार न किया जाए तो संभावित रूप से अधिग्रहित इम्यूनोडेफिशिएंसी सिंड्रोम (एड्स) हो सकता है। संक्रमण फैलने का मुख्य तरीका बिना सुरक्षा के यौन गतिविधि में शामिल होना, दूषित सुइयों को साझा करना और प्रसव या स्तनपान के दौरान माँ से उसके बच्चे में संक्रमण है। गरीबी, भेदभाव और सीमित स्वास्थ्य सेवा पहुँच जैसे कारक विशिष्ट समुदायों पर एचआईवी/एड्स के असमान प्रभाव में महत्वपूर्ण भूमिका निभाते हैं।

3. कैंसर कैंसर बीमारियों का एक बहुआयामी संग्रह है जो अनियमित कोशिकाओं के अनियंत्रित प्रसार और प्रसार द्वारा चिह्नित है। हालांकि कैंसर के कारण जटिल हो सकते हैं और विशिष्ट प्रकार के आधार पर भिन्न हो सकते हैं, लेकिन विचार करने के लिए कई सामान्य जोखिम कारक हैं। इनमें आनुवंशिक प्रवृत्ति, पर्यावरणीय विषाक्त पदार्थों के संपर्क में आना, धूम्रपान जैसी अस्वास्थ्यकर जीवनशैली की आदतें अपनाना, खराब आहार लेना और पर्याप्त शारीरिक गतिविधि न करना शामिल है। इसके अतिरिक्त, विकिरण और रसायनों जैसे कार्सिनोजेन्स के संपर्क में आना, साथ ही पुरानी सूजन भी कैंसर के विकास में योगदान दे सकती है।

4. हर्पीज हर्पीज एक वायरल संक्रमण है जो हर्पीज सिम्प्लेक्स वायरस (HSV) के कारण होता है, जो ओरल हर्पीज (कोल्ड सोर) या जेनिटल हर्पीज के रूप में प्रकट हो सकता है। वायरस आसानी से फैलता है और संक्रमित व्यक्ति के साथ निकट संपर्क के माध्यम से

फैल सकता है, जैसे कि यौन गतिविधि, चुंबन या व्यक्तिगत वस्तुओं को साझा करना। हालाँकि हर्पीज का प्रकोप तनाव, थकान और बीमारी जैसे विभिन्न कारकों के कारण हो सकता है, वायरस शरीर में निष्क्रिय रहता है और समय-समय पर फिर से उभर सकता है।

5. मधुमेह मधुमेह एक चयापचय विकार है जो इंसुलिन उत्पादन की कमी या बिगड़े हुए इंसुलिन फ़ंक्शन के कारण उच्च रक्त शर्करा के स्तर की विशेषता है। मधुमेह के विभिन्न प्रकार हैं, जिनमें से प्रत्येक की अपनी अनूठी विशेषताएं हैं। टाइप 1 मधुमेह एक ऑटोइम्यून प्रतिक्रिया के कारण होता है जो अग्न्याशय में इंसुलिन के उत्पादन के लिए जिम्मेदार बीटा कोशिकाओं को लक्षित करता है। दूसरी ओर, टाइप 2 मधुमेह अक्सर मोटापे, शारीरिक गतिविधि की कमी और अस्वास्थ्यकर खाने की आदतों जैसे कारकों से जुड़ा होता है। मधुमेह की शुरुआत में कई कारक योगदान करते हैं, जिसमें आनुवंशिक प्रवृति, पर्यावरणीय प्रभाव और व्यक्तिगत जीवनशैली विकल्प शामिल हैं।

6. इरेक्टाइल डिसफंक्शन से निपटना इरेक्टाइल डिसफंक्शन (ईडी) का मतलब है संभोग के लिए उपयुक्त इरेक्शन प्राप्त करने या बनाए रखने में कठिनाई। हालाँकि ईडी तनाव, चिंता और अवसाद जैसे मनोवैज्ञानिक कारकों के कारण हो सकता है, लेकिन यह हृदय रोग, मधुमेह, हार्मोनल असंतुलन और तंत्रिका संबंधी विकारों सहित कुछ चिकित्सा स्थितियों का संकेत भी हो सकता है। धूम्रपान, अत्यधिक शराब का सेवन और मोटापा जैसे कारक भी ईडी पैदा करने में भूमिका निभा सकते हैं।

7. किडनी/लिवर रोग किडनी और लीवर के कार्य और संरचना को प्रभावित करने वाली स्थितियाँ बहुत भिन्न हो सकती हैं, जो रोगों की एक विस्तृत श्रृंखला को शामिल करती हैं। क्रोनिक किडनी रोग (CKD) मधुमेह, उच्च रक्तचाप और ऑटोइम्यून बीमारियों जैसी स्थितियों के कारण विकसित हो सकता है, जबकि हेपेटाइटिस, सिरोसिस और फैटी लीवर रोग जैसी लीवर की बीमारियाँ वायरल संक्रमण, शराब के दुरुपयोग, मोटापे और विषाक्त पदार्थों के संपर्क में आने के कारण हो सकती हैं।

8. गठिया गठिया एक ऐसी स्थिति है जिसमें जोड़ों में सूजन होती है, जिससे असुविधा, कठोरता और सीमित गतिशीलता होती है। गठिया के कई प्रकार हैं, जिनमें ऑस्टियोआर्थराइटिस और रुमेटीइड गठिया सबसे प्रचलित हैं। ऑस्टियोआर्थराइटिस जोड़ों के घिसने और फटने के कारण होता है, जबकि रुमेटीइड गठिया एक ऑटोइम्यून स्थिति है। गठिया विकसित होने की संभावना को बढ़ाने वाले कारकों में आनुवंशिक प्रवृत्ति, प्राकृतिक उम्र बढ़ने की प्रक्रिया, अधिक वजन होना, जोड़ों में पिछली चोटें और लगातार सूजन शामिल हैं।

9. दीर्घकालिक बीमारियाँ हृदय रोग, स्ट्रोक, कैंसर, मधुमेह और श्वसन संबंधी बीमारियाँ जैसी दीर्घकालिक बीमारियाँ वैश्विक स्तर पर बीमारी और मृत्यु का मुख्य कारण हैं। इन बीमारियों में अक्सर समान जोखिम कारक होते हैं, जिनमें खराब आहार, व्यायाम की कमी, धूम्रपान, अत्यधिक शराब पीना और तनाव का उच्च स्तर शामिल है। गरीबी, शिक्षा की कमी और स्वास्थ्य सेवा तक सीमित पहुँच जैसे कारक भी दीर्घकालिक बीमारियों के बोझ में योगदान कर सकते हैं, खासकर कमज़ोर आबादी में।

यौन संचारित रोग, एचआईवी, कैंसर, दाद, मधुमेह, स्तंभन दोष, किडनी/लिवर रोग, गठिया और पुरानी बीमारियों जैसी बीमारियों के पीछे अंतर्निहित कारक जटिल हैं और आनुवंशिक, पर्यावरणीय, जीवनशैली और सामाजिक कारकों के संयोजन से प्रभावित होते हैं। शिक्षा, रोकथाम और समग्र हस्तक्षेप के माध्यम से इन मूल कारणों को समझकर और उनका समाधान करके, हम बीमारी के प्रभाव को कम कर सकते हैं और व्यक्तियों और समुदायों के समग्र स्वास्थ्य और कल्याण को बढ़ा सकते हैं।

A. जीवनशैली कारकों, पर्यावरणीय विषाक्त पदार्थों और आनुवंशिक प्रवृत्तियों पर जोर

विभिन्न बीमारियों का होना अक्सर कई कारकों के संयोजन से प्रभावित होता है, जैसे व्यक्तिगत आदतें, पर्यावरण में हानिकारक

पदार्थों के संपर्क में आना और आनुवंशिक प्रवृति। विभिन्न रोगों की शुरुआत और प्रगति में योगदान देने वाले कारकों की व्यापक समझ होना महत्वपूर्ण है। यह ज्ञान कई प्रकार की स्वास्थ्य स्थितियों के लिए प्रभावी रोकथाम और उपचार रणनीतियों को लागू करने के लिए आवश्यक है।

1. कारक जो आपकी जीवनशैली को प्रभावित कर सकते हैं

विभिन्न जीवनशैली कारक किसी के समग्र स्वास्थ्य और भलाई को प्रभावित करने में महत्वपूर्ण भूमिका निभाते हैं। हमारे दैनिक दिनचर्या के विभिन्न पहलुओं से, जैसे कि हमारा आहार, व्यायाम, तनाव प्रबंधन और नींद की आदतें, हमारी जीवनशैली हमारे समग्र कल्याण और बीमारियों के प्रति भेद्यता को बहुत प्रभावित करती

है। पोषण अस्वास्थ्यकर खाने के पैटर्न, प्रसंस्कृत खाद्य पदार्थों, परिष्कृत शर्करा, अस्वास्थ्यकर वसा और फलों, सब्जियों और साबुत अनाज के कम सेवन से चिह्नित, कई प्रकार की बीमारियों के विकास के जोखिम को बढ़ा सकते हैं।

शारीरिक गतिविधि नियमित व्यायाम को अपनी दिनचर्या का हिस्सा बनाना आपके स्वास्थ्य को बेहतर बनाए रखने और दीर्घकालिक बीमारियों से बचने के लिए महत्वपूर्ण है। निष्क्रियता और अत्यधिक बैठे रहने से कई तरह की स्वास्थ्य समस्याएं जुड़ी हुई हैं, जिनमें मोटापा, मधुमेह, हृदय रोग और गठिया जैसे मस्कुलोस्केलेटल विकार शामिल हैं। दूसरी ओर, नियमित व्यायाम को अपनी दिनचर्या में शामिल करने से आपके हृदय संबंधी स्वास्थ्य पर सकारात्मक प्रभाव पड़ सकता है, आपकी प्रतिरक्षा प्रणाली मजबूत हो सकती है और तनाव कम करने में मदद मिल सकती है।

धूम्रपान और मादक द्रव्यों के सेवन से निपटना तम्बाकू का सेवन, बहुत अधिक शराब पीना और अवैध दवाओं का सेवन करने से कैंसर,

हृदय रोग, यकृत रोग, श्वसन संबंधी विकार और मानसिक स्वास्थ्य संबंधी स्थितियों जैसे विभिन्न रोगों के विकसित होने का जोखिम बहुत बढ़ जाता है। धूम्रपान, विशेष रूप से, वैश्विक स्तर पर रोके जा सकने वाली मौतों में एक प्रमुख योगदानकर्ता है और यह फेफड़ों के कैंसर, श्वसन संबंधी बीमारियों और हृदय संबंधी जटिलताओं से निकटता से जुड़ा हुआ है।

तनाव का प्रबंधन क्रोनिक तनाव शारीरिक और मानसिक स्वास्थ्य दोनों पर महत्वपूर्ण प्रभाव डाल सकता है, जिससे विभिन्न स्वास्थ्य स्थितियों की शुरुआत और बिगड़ सकती है। तनाव की लंबी अवधि शरीर की तनाव प्रतिक्रिया प्रणाली को ट्रिगर कर सकती है, जिससे कोर्टिसोल और एड्रेनालाईन जैसे तनाव हार्मोन में वृद्धि हो सकती है। ये हॉरमोन प्रतिरक्षा प्रणाली, हृदय स्वास्थ्य और चयापचय प्रक्रियाओं पर हानिकारक प्रभाव डाल सकते हैं। माइंडफुलनेस मेडिटेशन, योग, गहरी साँस लेने के व्यायाम और विश्राम चिकित्सा जैसी तनाव प्रबंधन तकनीकों का अभ्यास समग्र स्वास्थ्य को बढ़ावा देने और तनाव के स्तर को कम करने के लिए फायदेमंद हो सकता है।

नींद की गुणवत्ता में सुधार शरीर और दिमाग के इष्टतम कामकाज के लिए पर्याप्त नींद लेना महत्वपूर्ण है। नींद की लगातार कमी कई स्वास्थ्य समस्याओं से जुड़ी हुई है, जैसे कि वजन बढ़ना, मधुमेह, हृदय की समस्याएं, कमज़ोर प्रतिरक्षा प्रणाली, संज्ञानात्मक कार्य में कमी और भावनात्मक असंतुलन। अपर्याप्त नींद और नींद से जुड़ी समस्याएं जैसे कि अनिद्रा, स्लीप एपनिया और रेस्टलेस लेग सिंड्रोम किसी के स्वास्थ्य पर गहरा प्रभाव डाल सकती हैं और पुरानी बीमारियों की संभावना को बढ़ा सकती हैं।

2. पर्यावरण विषाक्त पदार्थ

पर्यावरण विषाक्त पदार्थ आमतौर पर हमारे आस-पास पाए जाने वाले

पदार्थ होते हैं जो संभावित रूप से हमारे स्वास्थ्य को नुकसान पहुंचा सकते हैं। वे हमारे द्वारा साँस ली जाने वाली हवा, हमारे द्वारा पिए जाने वाले पानी, जिस मिट्टी पर हम चलते हैं, हमारे द्वारा खाए जाने वाले भोजन और यहाँ तक कि हमारे द्वारा उपयोग किए जाने वाले रोज़मर्रा के उत्पादों में भी मौजूद हो सकते हैं। पर्यावरण विषाक्त पदार्थों के संपर्क में आने से, चाहे वह सीधे संपर्क, साँस लेने या निगलने के माध्यम से हो, कई तरह की बीमारियों और विकारों के विकसित होने की संभावना बढ़ सकती है।

वायु प्रदूषण वायु प्रदूषण की उपस्थिति वाहनों, औद्योगिक सुविधाओं, बिजली संयंत्रों और अन्य जैसे विभिन्न स्रोतों से उत्सर्जन का परिणाम है। इस प्रदूषण में हानिकारक पदार्थों का एक संयोजन होता है जिसमें कण पदार्थ, नाइट्रोजन ऑक्साइड, सल्फर डाइऑक्साइड, कार्बन मोनोऑक्साइड, वाष्पशील कार्बनिक यौगिक (VOCs) और भारी धातुएँ शामिल हैं। वायु प्रदूषण के लंबे समय तक संपर्क में रहने से कई तरह की स्वास्थ्य समस्याएँ होती हैं, जिनमें श्वसन संबंधी बीमारियाँ, हृदय संबंधी विकार, तंत्रिका संबंधी विकार, प्रजनन संबंधी समस्याएँ और कैंसर शामिल हैं।

जल संदूषण जल स्रोत विभिन्न प्रदूषकों से दूषित हो सकते हैं, जिनमें भारी धातुएँ, कीटनाशक, औद्योगिक रसायन, दवाइयाँ और सूक्ष्मजीवी रोगजनक शामिल हैं। बैक्टीरिया, वायरस और परजीवी जैसे रोगजनकों से दूषित पानी का सेवन करने से हैजा, पेचिश, टाइफाइड बुखार और गियार्डियासिस जैसी जलजनित बीमारियाँ हो सकती हैं। इसके अतिरिक्त, रासायनिक संदूषकों के संपर्क में आने से शरीर पर हानिकारक प्रभाव पड़ सकते हैं, जिसमें विषाक्तता, अंग क्षति और कैंसर का जोखिम बढ़ सकता है।

खाद्य योजक और कीटनाशकों से संबंधित चिंताएँ कृषि और खाद्य उत्पादन में सिंथेटिक रसायनों के व्यापक उपयोग के संभावित

स्वास्थ्य प्रभावों के बारे में चिंता बढ़ रही है। इन रसायनों में कीटनाशक, शाकनाशी, उर्वरक, खाद्य योजक, संरक्षक और स्वाद बढ़ाने वाले पदार्थ शामिल हैं। खाद्य और जल में कीटनाशक अवशेषों की उपस्थिति से जुड़े संभावित स्वास्थ्य जोखिम हैं, जिनमें कैंसर, तंत्रिका संबंधी विकार, प्रजनन संबंधी समस्याएं और विकास संबंधी असामान्यताएं शामिल हैं। इसी तरह, कृत्रिम योजक, संरक्षक, रंग और स्वाद वाले प्रसंस्कृत खाद्य पदार्थों का सेवन मोटापे, मधुमेह, हृदय रोग और अन्य दीर्घकालिक बीमारियों से जुड़ा हुआ है।

3. आनुवंशिक पूर्वाग्रह

आनुवंशिक पूर्वाग्रह डीएनए अनुक्रमों में विरासत में मिली विशेषताओं और विविधताओं से संबंधित हैं जो किसी व्यक्ति की विशिष्ट बीमारियों और स्थितियों के प्रति संवेदनशीलता को प्रभावित कर सकते हैं। हालाँकि आनुवंशिकी का किसी व्यक्ति की कुछ बीमारियों के प्रति संवेदनशीलता पर महत्वपूर्ण प्रभाव पड़ता है, लेकिन उनका प्रभाव विभिन्न पर्यावरणीय और जीवनशैली कारकों द्वारा आकार लेता है जो अंततः इन बीमारियों के परिणाम को निर्धारित करते हैं। वंशानुगत

विकार कुछ बीमारियाँ, जैसे सिस्टिक फाइब्रोसिस, सिकल सेल एनीमिया, हंटिंगटन की बीमारी और हीमोफीलिया, आनुवंशिक उत्परिवर्तन या माता-पिता से प्राप्त विशिष्ट जीन में परिवर्तन के परिणामस्वरूप होती हैं। जिन लोगों के परिवार में इन आनुवंशिक विकारों का इतिहास है, उनमें खुद भी यह स्थिति विकसित होने की संभावना अधिक होती है, हालांकि आनुवंशिक उत्परिवर्तन होने का मतलब यह नहीं है कि उन्हें निश्चित रूप से यह बीमारी होगी।

आनुवंशिक विविधताएँ आनुवंशिक बहुरूपताएँ डीएनए अनुक्रमों में भिन्नताएँ हैं जो आबादी के भीतर होती हैं और किसी व्यक्ति की बीमारी के प्रति संवेदनशीलता को प्रभावित कर सकती हैं। कुछ

आनुवंशिक विविधताएँ हैं जो कैंसर, हृदय रोग, मधुमेह, ऑटोइम्यून विकार और मानसिक विकारों जैसी स्थितियों के विकास की अधिक संभावना से जुड़ी हुई हैं। फिर भी, आनुवंशिक बहुरूपता का अस्तित्व स्वचालित रूप से किसी बीमारी के विकास का परिणाम नहीं होता है और यह विभिन्न पर्यावरणीय और जीवनशैली कारकों से प्रभावित हो सकता है।

जीन और पर्यावरण के बीच परस्पर क्रिया आनुवंशिक कारकों और पर्यावरणीय जोखिमों की परस्पर क्रिया रोगों के जोखिम और प्रगति को निर्धारित करने में महत्वपूर्ण भूमिका निभाती है। कुछ आनुवंशिक कारक व्यक्तियों को पर्यावरणीय विषाक्त पदार्थों, आहार विकल्पों, जीवनशैली की आदतों और तनाव के नकारात्मक प्रभावों के प्रति अधिक संवेदनशील बना सकते हैं। साथ ही, पर्यावरण भी प्रभावित कर सकता है कि जीन कैसे व्यक्त होते हैं, जिससे स्वास्थ्य और बीमारी के परिणामों में बदलाव आते हैं। जीन और पर्यावरण के बीच परस्पर क्रिया को पहचानना उन लोगों की पहचान करने में महत्वपूर्ण है जो कुछ बीमारियों के प्रति अधिक संवेदनशील हो सकते हैं और रोकथाम और हस्तक्षेप के लिए विशिष्ट रणनीतियों को लागू कर सकते हैं।

जीवनशैली से जुड़े कारक, पर्यावरण विषाक्त पदार्थ और आनुवंशिक प्रवृत्तियाँ सभी कई तरह की बीमारियों के विकास में महत्वपूर्ण योगदान देते हैं, जिनमें एसटीडी, एचआईवी, कैंसर, हर्पीज, मधुमेह, स्तंभन दोष, किडनी/लिवर रोग, गठिया और पुरानी बीमारियाँ शामिल हैं। शिक्षा, रोकथाम और जीवनशैली में बदलाव के माध्यम से, व्यक्ति बीमारी के विकास के अपने जोखिम को कम करने और अपने समग्र स्वास्थ्य और कल्याण को बढ़ावा देने के लिए कदम उठा सकते हैं। परिवर्तनीय जोखिम कारकों के प्रति सचेत रहना और पर्यावरण विषाक्त पदार्थों के संपर्क को कम करना महत्वपूर्ण है। इसके अलावा, आनुवंशिकी और व्यक्तिगत चिकित्सा के क्षेत्र में बीमारी के उच्च आनुवंशिक जोखिम वाले व्यक्तियों की पहचान करने की क्षमता दिखाई देती है। इससे

अनुकूलित रोकथाम और उपचार रणनीतियाँ बन सकती हैं जिनका उद्देश्य स्वास्थ्य परिणामों को बेहतर बनाना है

3

विशिष्ट रोगों के लिए प्राकृतिक उपचार

A. एसटीडी

यद्यपि एंटीबायोटिक्स और एंटीवायरल दवाओं जैसे पारंपरिक उपचार अक्सर एसटीडी के प्रबंधन के लिए उपयोग किए जाते हैं, लेकिन प्राकृतिक उपचारों को शामिल करना और जीवनशैली में बदलाव करना भी रोकथाम और प्रबंधन पर महत्वपूर्ण प्रभाव डाल सकता है। प्राकृतिक उपचारों के उपयोग के माध्यम से, शरीर में असंतुलन को लक्षित करके और प्रतिरक्षा कार्य को बढ़ावा देकर यौन स्वास्थ्य और समग्र कल्याण को बढ़ाने के लिए एक व्यापक दृष्टिकोण अपनाया जाता है।

1. सामान्य यौन संचारित संक्रमणों के लिए प्राकृतिक उपचार

प्राकृतिक उपचारों का उपयोग पीढ़ियों से यौन संचारित संक्रमणों सहित कई तरह की स्वास्थ्य स्थितियों को दूर करने के लिए किया जाता रहा है। कई जड़ी-बूटियों में ऐसे उल्लेखनीय गुण होते हैं जो संक्रमणों से लड़ सकते हैं और एसटीडी से संबंधित लक्षणों से राहत प्रदान कर सकते हैं। हालाँकि हर्बल उपचारों को पारंपरिक चिकित्सा

उपचारों के विकल्प के रूप में नहीं देखा जाना चाहिए, लेकिन उन्हें समग्र स्वास्थ्य और तंदुरुस्ती को बढ़ाने के लिए पूरक चिकित्सा के रूप में उपयोग किया जा सकता है।

इचिनेसिया इचिनेसिया एक प्रसिद्ध पौधा है जो प्रतिरक्षा प्रणाली को बढ़ाने की अपनी क्षमता के लिए जाना जाता है। इसमें विभिन्न यौगिक शामिल हैं जो प्रतिरक्षा प्रणाली को बढ़ावा दे सकते हैं और संक्रमणों के खिलाफ शरीर की प्रतिरोधक क्षमता में सुधार कर सकते हैं। प्राकृतिक उपचार के रूप में इचिनेसिया का उपयोग प्रतिरक्षा कार्य को बढ़ावा देने और एसटीआई से संबंधित लक्षणों की गंभीरता और अवधि को कम करने में मदद कर सकता है।

लहसुन लहसुन एक शक्तिशाली रोगाणुरोधी पौधा है जिसका उपयोग सदियों से संक्रमणों को दूर करने के लिए किया जाता रहा है।

लहसुन एक बहुमुखी सामग्री है जिसका आनंद विभिन्न तरीकों से लिया जा सकता है, चाहे वह कच्चा हो, पका हुआ हो या पूरक के रूप में। यह समग्र स्वास्थ्य को बेहतर बनाने और यौन संचारित रोगों से लड़ने में संभावित रूप से सहायक होने के लिए जाना जाता है।

गोल्डनसील गोल्डनसील एक शक्तिशाली जड़ी बूटी है जो अपने रोगाणुरोधी और सूजनरोधी गुणों के लिए जानी जाती है। इस उत्पाद में एक बायोएक्टिव यौगिक होता है जो बैक्टीरिया और वायरस के विकास को प्रभावी ढंग से रोकने के लिए सिद्ध हुआ है। गोल्डनसील एक बहुमुखी उपाय है जिसे बाहरी रूप से लगाया जा सकता है या एसटीआई के प्रबंधन में सहायता के लिए निगला जा सकता है और असुविधा, जलन और परेशानी से राहत प्रदान करता है।

टी ट्री ऑयल टी ट्री ऑयल एक शक्तिशाली प्राकृतिक उपचार है जो अपने एंटीसेप्टिक और एंटीफंगल गुणों के लिए जाना जाता है। इसका उपयोग बैक्टीरिया, यीस्ट और वायरस सहित विभिन्न सूक्ष्मजीवों के कारण होने वाले जननांग संक्रमण को प्रभावी ढंग से ठीक करने के लिए किया जाता है। इसे वाहक तेल के साथ मिलाकर सीधे प्रभावित क्षेत्रों पर लगाया जा सकता है ताकि एसटीआई के कारण होने वाली सूजन, खुजली और परेशानी को कम किया जा सके।

एलोवेरा एलोवेरा एक ऐसा पौधा है जो अपने सुखदायक गुणों और उपचार को बढ़ावा देने की क्षमता के लिए जाना जाता है। इसे जननांगों के घावों और यौन संचारित रोगों के कारण होने वाले घावों पर बाहरी रूप से इस्तेमाल किया जा सकता है ताकि उपचार में सहायता मिल सके और असुविधा से राहत मिल सके।

नद्यपान की जड़ नद्यपान की जड़ में पाया जाने वाला यौगिक, ग्लाइसीराइज़िन, हर्पीज सिम्प्लेक्स वायरस (HSV) के खिलाफ एंटीवायरल गुण रखता है। नद्यपान की जड़ का उपयोग हर्पीज प्रकोप की आवृत्ति और गंभीरता को प्रबंधित करने में फायदेमंद हो सकता है, चाहे इसे शीर्ष पर लगाया जाए या मौखिक रूप से लिया जाए।

2. यौन संचारित रोगों की रोकथाम और प्रबंधन के लिए जीवनशैली में बदलाव करना

प्राकृतिक उपचारों के अलावा, एसटीडी को रोकने और प्रबंधित करने के लिए अपनी जीवनशैली में बदलाव करना भी ज़रूरी है। स्वास्थ्य को प्राथमिकता देने वाली जीवनशैली को अपनाने से, व्यक्ति एसटीआई होने की अपनी संभावनाओं को प्रभावी ढंग से कम कर सकते हैं और अपने समग्र स्वास्थ्य पर मौजूदा संक्रमणों के नकारात्मक प्रभावों को कम कर सकते हैं।

अपने यौन स्वास्थ्य का ख्याल रखें यौन क्रियाकलापों के दौरान कंडोम का लगातार और सही तरीके से उपयोग करना सुनिश्चित करने से एसटीआई के संक्रमण के जोखिम को कम करने में मदद मिल सकती है। एसटीआई परीक्षण और रोकथाम के बारे में यौन साझेदारों के साथ खुली और ईमानदार बातचीत करना महत्वपूर्ण है। यदि संक्रमण के कोई लक्षण दिखाई देते हैं, तो तुरंत चिकित्सा देखभाल लेना आवश्यक है।

अपने यौन साझेदारों के प्रति सचेत रहें यौन साझेदारों की संख्या कम करना और एकल संबंधों को बनाए रखना एसटीआई के संक्रमण के जोखिम को कम करने में मदद कर सकता है। ऐसे साथी चुनना महत्वपूर्ण है जो एसटीआई परीक्षण से गुज़र चुके हों और यौन स्वास्थ्य के बारे में खुली और ईमानदार बातचीत करें।

नियमित रूप से एसटीआई जांच करवाना सुनिश्चित करें। एसटीआई के लिए नियमित जांच, शुरुआती पहचान और उपचार के लिए महत्वपूर्ण है। व्यक्तिगत जोखिम कारकों और यौन व्यवहारों के आधार पर, स्वास्थ्य सेवा प्रदाता क्लैमाइडिया, गोनोरिया, सिफलिस, एचआईवी और एचपीवी जैसे एसटीआई के लिए जांच का सुझाव दे सकते हैं।

व्यक्तिगत स्वच्छता को प्राथमिकता दें यौन संचारित रोगों के प्रसार को रोकने के लिए अच्छी स्वच्छता का अभ्यास करना आवश्यक है। यौन क्रियाकलाप से पहले और बाद में जननांगों को धोकर, तौलिये या व्यक्तिगत वस्तुओं को साझा करने से परहेज करके और यह सुनिश्चित करके उचित स्वच्छता बनाए रखना महत्वपूर्ण है कि जननांग क्षेत्र साफ और सूखा रहे।

अपनी प्रतिरक्षा प्रणाली को बेहतर बनाएँ स्वस्थ जीवनशैली की आदतों को अपनाकर अपनी प्रतिरक्षा प्रणाली को बेहतर बनाया जा सकता है। इनमें संतुलित आहार बनाए रखना, नियमित व्यायाम करना, तनाव के स्तर को नियंत्रित करना, पर्याप्त नींद लेना और धूम्रपान और अत्यधिक शराब के सेवन से बचना शामिल है। ये अभ्यास न केवल एसटीआई के जोखिम को कम करते हैं बल्कि समग्र स्वास्थ्य को भी बढ़ावा देते हैं।

किसी स्वास्थ्य सेवा पेशेवर से परामर्श करें यदि आपको एसटीआई का निदान किया जाता है, तो तुरंत चिकित्सा देखभाल प्राप्त करना और स्वास्थ्य सेवा प्रदाताओं द्वारा दी गई उपचार सिफारिशों का पालन करना महत्वपूर्ण है। निर्धारित दवाओं के पूरे कोर्स का पालन करना और स्वास्थ्य सेवा प्रदाता द्वारा पूरी तरह से मंजूरी दिए जाने तक यौन गतिविधि में संलग्न होने से बचना महत्वपूर्ण है। इससे दूसरों को संक्रमण फैलने से रोकने में मदद मिलेगी।

A. HIV

एचआईवी उपचार पोषण चिकित्सा और तनाव में कमी

एचआईवी एक दीर्घकालिक वायरल संक्रमण है जो प्रतिरक्षा प्रणाली को लक्षित करता है, अगर इसका इलाज न किया जाए तो प्रतिरक्षा कार्य में धीरे-धीरे गिरावट आती है। हालाँकि एंटीरेट्रोवायरल थेरेपी (ART) एचआईवी उपचार के लिए महत्वपूर्ण है, लेकिन पोषण संबंधी उपचार और तनाव कम करने की तकनीक जैसी अतिरिक्त विधियाँ प्रतिरक्षा कार्य को बढ़ाने, समग्र स्वास्थ्य को बढ़ावा देने और उपचार के परिणामों को बढ़ाने में बहुत योगदान दे सकती हैं।

1. पोषण के साथ अपनी प्रतिरक्षा प्रणाली को बढ़ावा देने के तरीके

प्रतिरक्षा कार्य को बढ़ाने और समग्र स्वास्थ्य को बनाए रखने के लिए उचित पोषण आवश्यक है, खासकर एचआईवी से पीड़ित लोगों के लिए। संतुलित आहार के महत्व पर जोर देते हुए, कोई व्यक्ति प्रतिरक्षा कार्य को बढ़ा सकता है, सूजन को कम कर सकता है, दवा के पालन को बढ़ावा दे सकता है और संक्रमण के खिलाफ शरीर की प्राकृतिक रक्षा को बढ़ा सकता है। एचआईवी के प्रबंधन के लिए कुछ महत्वपूर्ण पोषण संबंधी रणनीतियाँ यहाँ दी गई हैं

स्वस्थ भोजन पौष्टिक खाद्य पदार्थों की एक विस्तृत श्रृंखला के साथ एक संतुलित आहार को शामिल करना प्रतिरक्षा कार्य को मजबूत करने और समग्र स्वास्थ्य को बढ़ावा देने के लिए महत्वपूर्ण है। यह आहार विभिन्न प्रकार के पौष्टिक खाद्य पदार्थों पर जोर देता है, जैसे कि फल, सब्जियां, साबुत अनाज, दुबला प्रोटीन और स्वस्थ वसा। पोषक तत्वों से भरपूर खाद्य पदार्थों का चयन करना एक मजबूत प्रतिरक्षा प्रणाली का समर्थन करने और संक्रमणों से बचाव के लिए फायदेमंद हो सकता है।

प्रोटीन से भरपूर खाद्य पदार्थ प्रोटीन ऊतकों के विकास और मरम्मत, प्रतिरक्षा प्रणाली को मजबूत करने और मांसपेशियों को संरक्षित करने में महत्वपूर्ण भूमिका निभाता है। अपने आहार में लीन मीट, पोल्ट्री, मछली, अंडे, डेयरी उत्पाद, फलियां, नट्स और बीज जैसे उच्च गुणवत्ता वाले प्रोटीन स्रोतों को शामिल करने से आपकी प्रोटीन आवश्यकताओं को पूरा करने और प्रतिरक्षा स्वास्थ्य को बढ़ावा देने में सहायता मिल सकती है।

ओमेगा 3 फैटी एसिड ओमेगा 3 फैटी एसिड में सूजनरोधी गुण होते हैं और ये एचआईवी से पीड़ित व्यक्तियों में सूजन को कम करने और प्रतिरक्षा कार्य को मजबूत करने में संभावित रूप से सहायता कर सकते हैं। ओमेगा 3 फैटी एसिड के बेहतरीन स्रोत सैल्मन, मैकेरल और सार्डिन जैसी फैटी मछलियाँ हैं, साथ ही अलसी, चिया बीज, अखरोट और भांग के बीज भी हैं।

एंटीऑक्सीडेंट से भरपूर खाद्य पदार्थ एंटीऑक्सीडेंट मुक्त कणों और ऑक्सीडेटिव तनाव के हानिकारक प्रभावों से कोशिकाओं की सुरक्षा करने में महत्वपूर्ण भूमिका निभाते हैं। यह सुरक्षा एचआईवी से पीड़ित व्यक्तियों के लिए विशेष रूप से महत्वपूर्ण है, क्योंकि यह प्रतिरक्षा संबंधी शिथिलता को रोकने और रोग की प्रगति को धीमा करने में मदद कर सकता है। अपने आहार में एंटीऑक्सीडेंट युक्त खाद्य पदार्थ जैसे जामुन, खट्टे फल, गहरे रंग की पत्तेदार सब्जियाँ, शिमला मिर्च, टमाटर, मेवे और बीज शामिल करने से प्रतिरक्षा प्रणाली मजबूत होती है और सूजन कम होती है।

विटामिन और खनिजों के लिए पूरक कुछ विटामिन और खनिज एक मजबूत प्रतिरक्षा प्रणाली और समग्र स्वास्थ्य को बनाए रखने के लिए आवश्यक हैं। इन पोषक तत्वों के अपर्याप्त स्तर प्रतिरक्षा कार्य को प्रभावित कर सकते हैं और व्यक्तियों को संक्रमणों के प्रति अधिक संवेदनशील बना सकते हैं। अपने दिनचर्या में विटामिन और खनिजों को शामिल करने से एचआईवी से पीड़ित व्यक्तियों को संभावित लाभ मिल सकता है, खासकर अगर उनमें पोषक तत्वों की कमी है या उन्हें पोषक तत्वों की अधिक आवश्यकता है।

हाइड्रेटेड रहना प्रतिरक्षा कार्य का समर्थन करने, हाइड्रेशन के स्तर को बनाए रखने और समग्र स्वास्थ्य को बढ़ावा देने के लिए उचित रूप से हाइड्रेटेड रहना महत्वपूर्ण है। पूरे दिन पर्याप्त मात्रा में पानी और अन्य तरल पदार्थों का सेवन करके हाइड्रेटेड रहना निर्जलीकरण को रोकने, विषहरण की सुविधा प्रदान करने और प्रतिरक्षा कार्य को बढ़ाने में सहायता कर सकता है।

2. तनाव कम करने और माइंडफुलनेस विकसित करने की तकनीकें

एचआईवी से पीड़ित व्यक्तियों के लिए तनाव और चिंता चुनौतीपूर्ण हो सकती है और यह उनकी भलाई और बीमारी की प्रगति को प्रभावित कर सकती है। क्रोनिक तनाव में प्रतिरक्षा प्रणाली को कमजोर करने, सूजन को बढ़ाने और अवसाद और चिंता के लक्षणों को खराब करने की क्षमता होती है। तनाव कम करने की तकनीकों और माइंडफुलनेस अभ्यासों को अपनी दैनिक दिनचर्या में शामिल करने से तनाव को प्रभावी ढंग से प्रबंधित करने, मुकाबला करने की क्षमताओं को बढ़ाने और अंततः जीवन की समग्र गुणवत्ता में सुधार करने में सहायता मिल सकती है।

माइंडफुलनेस मेडिटेशन का अभ्यास करना माइंडफुलनेस मेडिटेशन व्यक्तियों को वर्तमान क्षण पर ध्यान केंद्रित करने, जिज्ञासा और स्वीकृति की भावना के साथ इसे अपनाने के लिए प्रोत्साहित करता है। माइंडफुलनेस के अभ्यास के माध्यम से, लोग बिना किसी निर्णय के अपने विचारों, भावनाओं और संवेदनाओं का निरीक्षण करने की क्षमता विकसित कर सकते हैं। इससे उनके आंतरिक अनुभवों की गहरी समझ विकसित हो सकती है। माइंडफुलनेस मेडिटेशन का अभ्यास करने से एचआईवी से पीड़ित व्यक्तियों में तनाव, चिंता, अवसाद और PTSD (पोस्ट ट्रॉमेटिक स्ट्रेस डिसऑर्डर) के लक्षणों को प्रभावी ढंग से कम करने में मदद मिली है।

योग योग में विश्राम की भावना को बढ़ावा देने, तनाव को कम करने और समग्र स्वास्थ्य को बढ़ाने के लिए विभिन्न शारीरिक आसन, श्वास व्यायाम और ध्यान तकनीकें शामिल हैं। योग करने से व्यक्तियों को अपने लचीलेपन, शक्ति, संतुलन और शरीर की जागरूकता को बढ़ाने में मदद मिल सकती है, साथ ही तनाव, चिंता और अवसाद को भी कम किया जा सकता है। योग प्रतिरक्षा प्रणाली को बढ़ावा देने, समग्र स्वास्थ्य को बढ़ाने और एचआईवी से पीड़ित व्यक्तियों में थकान और दर्द को कम करने के लिए सिद्ध हुआ है।

विश्राम के लिए साँस लेने की तकनीकें गहरी साँस लेने के व्यायाम, जैसे कि डायाफ्रामटिक साँस लेना और गति से साँस लेना, शरीर की विश्राम प्रतिक्रिया को सक्रिय करने और शांत और विश्राम की भावना पैदा करने में मदद कर सकता है। गहरी साँस लेने के व्यायाम का अभ्यास उन व्यक्तियों के लिए फायदेमंद हो सकता है जो तनाव, चिंता और तनाव को कम करना चाहते हैं। यह ऑक्सीजनेशन, परिसंचरण और समग्र स्वास्थ्य को भी बढ़ा सकता है।

प्रगतिशील मांसपेशी विश्राम प्रगतिशील मांसपेशी विश्राम में पूरे शरीर में विभिन्न मांसपेशी समूहों का जानबूझकर संकुचन और उसके बाद रिलीज शामिल है, जिसका उद्देश्य शारीरिक विश्राम की स्थिति उत्पन्न करना और मांसपेशियों के तनाव को कम करना है। प्रगतिशील मांसपेशी विश्राम के लगातार अभ्यास के माध्यम से, व्यक्ति तनाव को दूर करने, तनाव को कम करने और अपने पूरे शरीर में विश्राम की भावना को बढ़ावा देने की क्षमता विकसित कर सकते हैं।

निर्देशित कल्पना और विज़ुअलाइज़ेशन निर्देशित कल्पना और विज़ुअलाइज़ेशन तकनीकें मन की एक सुखदायक और शांत स्थिति बनाने में मदद कर सकती हैं। विज़ुअलाइज़ेशन की शक्ति के माध्यम से, लोग शांति की भावना विकसित कर सकते हैं, शांतिपूर्ण कल्पना में सांत्वना पा सकते हैं और सकारात्मक मानसिकता को बढ़ावा दे सकते हैं। यह अभ्यास प्रभावी रूप से तनाव, चिंता और तनाव को कम कर सकता है, साथ ही साथ भलाई और आंतरिक शक्ति की भावना को भी पोषित कर सकता है।

C. कैंसर

कैंसर का उपचार जिसमें स्वस्थ आहार और पोषण संबंधी पूरक शामिल हैं

कैंसर एक जटिल और बहुआयामी बीमारी है जिसकी विशेषता असामान्य कोशिकाओं की अनियंत्रित वृद्धि और प्रसार है। जबकि सर्जरी, कीमोथेरेपी और विकिरण चिकित्सा जैसे पारंपरिक उपचार

अक्सर कैंसर के इलाज के लिए उपयोग किए जाते हैं, आहार संशोधन और पोषण संबंधी पूरक जैसे पूरक दृष्टिकोण भी समग्र स्वास्थ्य का समर्थन करने, उपचार के परिणामों में सुधार करने और कैंसर की पुनरावृत्ति के जोखिम को कम करने पर एक मूल्यवान प्रभाव डाल सकते हैं।

1. कैंसर की रोकथाम के लिए आहार और पोषण संबंधी पूरक

हम अपने आहार में जो विकल्प चुनते हैं, वे कैंसर के विकास के जोखिम को बहुत प्रभावित कर सकते हैं, साथ ही यह भी कि बीमारी कैसे बढ़ती है और उपचार कितने प्रभावी हो सकते हैं। पौष्टिक खाद्य पदार्थों पर ध्यान केंद्रित करने वाले आहार को अपनाने और विशिष्ट पोषण संबंधी पूरक जोड़ने से प्रतिरक्षा कार्य, सूजन में कमी, विषहरण सहायता और समग्र स्वास्थ्य पर सकारात्मक प्रभाव पड़ सकता है। कैंसर के प्रभावी प्रबंधन के लिए यहाँ कुछ महत्वपूर्ण आहार और पोषण संबंधी रणनीतियाँ दी गई हैं

पौधों पर आधारित आहार को अपनाना फलों, सब्जियों, साबुत अनाज, फलियों, मेवों और बीजों से भरपूर पौधों पर आधारित आहार में पोषक तत्वों की एक विविध श्रृंखला होती है जो कैंसर की रोकथाम में योगदान देती है और समग्र स्वास्थ्य को बढ़ावा देती है। पौधों पर आधारित खाद्य पदार्थों में कई तरह के लाभकारी यौगिक होते हैं जिनमें सूजनरोधी गुण पाए गए हैं, साथ ही इनमें मुक्त कणों से लड़ने और कैंसर कोशिकाओं के विकास को रोकने की क्षमता भी पाई गई है।

जीवंत फल और सब्जियाँ जामुन, गहरे हरे पत्तेदार साग, क्रूसिफेरस सब्जियाँ, गाजर, टमाटर और शिमला मिर्च जैसे रंग-बिरंगे फल और सब्जियाँ विटामिन सी, विटामिन ई, बीटाकैरोटीन और फ्लेवोनोइड जैसे एंटीऑक्सीडेंट से भरपूर होती हैं। ये शक्तिशाली यौगिक मुक्त कणों और ऑक्सीडेटिव तनाव से होने वाले नुकसान से कोशिकाओं को बचाने का काम करते हैं।

पत्तेदार सब्जियाँ ब्रोकोली, फूलगोभी, पत्तागोभी, ब्रसेल्स स्प्राउट्स, केल और बोक चॉय जैसी क्रूसिफेरस सब्जियाँ शक्तिशाली बायोएक्टिव यौगिकों से भरी होती हैं जिनमें कैंसर विरोधी गुण पाए गए हैं। अपने

आहार में क्रूसिफेरस सब्जियाँ शामिल करने से विषहरण, सूजन में कमी और कैंसर कोशिका वृद्धि को रोकने में मदद मिल सकती है।

पौष्टिक वसा ओमेगा 3 फैटी एसिड, मोनोअनसैचुरेटेड वसा और पॉलीअनसैचुरेटेड वसा जैसे स्वस्थ वसा को अपने आहार में शामिल करने से कई लाभ हो सकते हैं, जिसमें सूजन को कम करना, हृदय स्वास्थ्य का समर्थन करना और समग्र कल्याण को बढ़ावा देना शामिल है। पौष्टिक वसा के उत्कृष्ट स्रोतों में वसायुक्त मछली (जैसे सैल्मन, मैकेरल और सार्डिन), एवोकाडो, जैतून का तेल, नट्स, बीज और नारियल का तेल शामिल हैं।

प्रोटीन से भरपूर खाद्य पदार्थ प्रोटीन शरीर में ऊतकों की मरम्मत, प्रतिरक्षा प्रणाली को मजबूत करने और कैंसर के उपचार के दौरान मांसपेशियों को संरक्षित करने में महत्वपूर्ण भूमिका निभाता है। अपने आहार में पोल्ट्री, मछली, टोफू, टेम्पेह, फलियां, नट्स और बीज जैसे लीन प्रोटीन स्रोतों को शामिल करने से आपकी प्रोटीन आवश्यकताओं को पूरा करने और समग्र स्वास्थ्य को बढ़ावा देने में मदद मिल सकती है।

प्राकृतिक सामग्री से बनी चाय ग्रीन टी, कैमोमाइल टी, अदरक की चाय और हल्दी की चाय जैसी चाय अपने बायोएक्टिव यौगिकों के लिए जानी जाती हैं। कैटेचिन, फ्लेवोनोइड्स, पॉलीफेनोल और करक्यूमिन सहित इन यौगिकों का उनके संभावित एंटीइंफ्लेमेटरी, एंटीऑक्सीडेंट और एंटीकैंसर प्रभावों के लिए अध्ययन किया गया है। नियमित रूप से हर्बल चाय का सेवन सूजन को कम करने, प्रतिरक्षा कार्य को बढ़ावा देने और समग्र स्वास्थ्य को बढ़ाने में सहायता कर सकता है।

प्राकृतिक पूरक आहार कुछ आहार पूरक संभावित रूप से प्रतिरक्षा प्रणाली को बढ़ावा देने, सूजन को कम करने और कैंसर से पीड़ित लोगों के लिए उपचार के परिणामों को बेहतर बनाने के लिए पाए गए हैं। हालाँकि, किसी भी नए पूरक को शुरू करने से पहले स्वास्थ्य सेवा प्रदाता से मार्गदर्शन लेना महत्वपूर्ण है, क्योंकि कुछ पूरक दवाओं या नकारात्मक परिणामों के साथ संभावित बातचीत कर सकते हैं। कैंसर की देखभाल में अक्सर उपयोग किए जाने वाले लोकप्रिय पूरक में

विटामिन डी, विटामिन सी, विटामिन ई, सेलेनियम, जिंक, ओमेगा 3 फैटी एसिड, प्रोबायोटिक्स और विभिन्न औषधीय मशरूम जैसे कि रीशी, शिटेक और माइटेक सहित कई आवश्यक विटामिन, खनिज और लाभकारी पदार्थ शामिल होते हैं।

2. पारंपरिक उपचारों के पूरक के रूप में विषहरण प्रोटोकॉल और प्राकृतिक चिकित्सा

डिटॉक्सिफिकेशन प्रोटोकॉल और प्राकृतिक उपचार शरीर के प्राकृतिक डिटॉक्सिफिकेशन मार्गों के लिए मूल्यवान सहायता प्रदान कर सकते हैं। इनमें उपचार की प्रभावकारिता को बढ़ाने, दुष्प्रभावों को कम करने और कीमोथेरेपी, विकिरण चिकित्सा और सर्जरी जैसे पारंपरिक कैंसर उपचारों से गुजरने वाले व्यक्तियों के लिए जीवन की बेहतर समग्र गुणवत्ता में योगदान करने की क्षमता है। यहाँ कुछ महत्वपूर्ण डिटॉक्सिफिकेशन प्रोटोकॉल और प्राकृतिक उपचार दिए गए हैं जिन पर विचार किया जाना चाहिए

समग्र IV थेरेपी विटामिन, खनिज, एंटीऑक्सीडेंट और अन्य पोषक तत्वों को नसों के माध्यम से प्रशासित करने से प्रतिरक्षा कार्य के लिए सहायता मिल सकती है, सूजन कम हो सकती है और विषहरण को बढ़ावा मिल सकता है। पोषक तत्व IV थेरेपी का उपयोग करके पोषक तत्वों की कमी को प्रभावी ढंग से दूर किया जा सकता है, उपचार के परिणामों में सुधार किया जा सकता है और पारंपरिक कैंसर उपचारों से उत्पन्न होने वाले संभावित दुष्प्रभावों को कम किया जा सकता है।

एक्यूपंक्चर एक्यूपंक्चर प्राचीन चीनी चिकित्सा में निहित एक समय-सम्मानित अभ्यास है। इसमें शरीर पर विशिष्ट बिंदुओं में पतली सुइयों को धीरे से डाला जाता है, जिसका उद्देश्य संतुलन बहाल करना, दर्द से राहत देना, मतली को कम करना और समग्र स्वास्थ्य को बेहतर बनाना है। एक्यूपंक्चर कैंसर से पीड़ित व्यक्तियों द्वारा अनुभव किए जाने वाले लक्षणों को प्रभावी ढंग से प्रबंधित करने के लिए सिद्ध हुआ है, जिसमें कीमोथेरेपी से प्रेरित मतली और उल्टी, दर्द, थकान, चिंता और अवसाद शामिल हैं।

मालिश चिकित्सा मालिश चिकित्सा शरीर के कोमल ऊतकों में हेरफेर करने पर ध्यान केंद्रित करती है ताकि विश्राम को प्रोत्साहित किया जा सके, मांसपेशियों में तनाव को दूर किया जा सके, दर्द को कम किया जा सके और रक्त संचार को बढ़ाया जा सके। कैंसर के उपचार से गुजर रहे व्यक्तियों के लिए मालिश चिकित्सा लाभकारी पाई गई है, जो दर्द, थकान, चिंता, अवसाद और मतली जैसे लक्षणों को कम करने में मदद करती है।

समग्र दृष्टिकोण योग, ताई ची, चीगोंग, ध्यान, निर्देशित कल्पना और विश्राम तकनीकों जैसे मन-शरीर उपचारों सहित समग्र दृष्टिकोणों से तनाव में कमी, चिंता प्रबंधन, मनोदशा में सुधार और ऊर्जा के स्तर पर सकारात्मक प्रभाव पड़ता है। ये अभ्यास कैंसर का सामना कर रहे व्यक्तियों के लिए बेहतर स्वास्थ्य की भावना और जीवन की समग्र गुणवत्ता को बढ़ाने में योगदान दे सकते हैं। ये उपचार उपचार के पालन में सुधार, मुकाबला करने के कौशल को बढ़ाने और भावनात्मक उपचार और लचीलेपन के लिए सहायता प्रदान करने में भी सहायता कर सकते हैं।

प्राकृतिक विषहरण आहार शुद्धि के लिए, प्रसंस्कृत खाद्य पदार्थ, चीनी, शराब, कैफीन और अन्य आहार विषाक्त पदार्थों को खत्म करना महत्वपूर्ण है। इसके बजाय, अपने शरीर को फलों, सब्जियों, साबुत अनाज, फलियां, नट्स और बीजों जैसे संपूर्ण, पोषक तत्वों से भरपूर खाद्य पदार्थों से पोषण देने पर ध्यान केंद्रित करें। सफाई के लिए एक प्राकृतिक दृष्टिकोण को अपनाने से शरीर की विषहरण प्रक्रिया में योगदान हो सकता है, सूजन को कम किया जा सकता है और समग्र स्वास्थ्य और कल्याण को बढ़ाया जा सकता है।

सौना थेरेपी सौना थेरेपी के कायाकल्प प्रभावों का अनुभव करें, जहां शरीर को शुष्क गर्मी में लपेटा जाता है ताकि पसीना आए, विषहरण हो और गहरी विश्राम की स्थिति हो। सौना थेरेपी का उपयोग शरीर से विषाक्त पदार्थों को हटाने, रक्त संचार को बढ़ावा देने, प्रतिरक्षा प्रणाली को मजबूत करने और कैंसर रोगियों में थकान, दर्द और सूजन जैसे लक्षणों को कम करने में सहायता कर सकता है।

D. हरपीज

हर्पीज का प्रबंधन प्राकृतिक उपचार और तनाव में कमी

हर्पीज एक वायरल संक्रमण है जो हर्पीज सिम्प्लेक्स वायरस (HSV) के कारण होता है, जो ओरल हर्पीज (कोल्ड सोर) या जेनिटल हर्पीज के रूप में प्रकट हो सकता है। हालाँकि हर्पीज के लिए कोई निश्चित समाधान नहीं है, लेकिन एंटीवायरल दवाएँ प्रकोप की तीव्रता और अवधि को कम करने में सहायता कर सकती हैं। पारंपरिक उपचारों के साथ-साथ, प्राकृतिक उपचार और तनाव प्रबंधन तकनीकों को शामिल करना हर्पीज के प्रकोप को प्रबंधित करने और भड़कने को कम करने में अत्यधिक लाभकारी हो सकता है।

1. हर्पीज प्रकोप के प्रबंधन के लिए प्राकृतिक उपचार

प्राकृतिक उपचारों का उपयोग पीढ़ियों से स्वास्थ्य संबंधी कई समस्याओं को दूर करने के लिए किया जाता रहा है, जिसमें हर्पीज प्रकोप का प्रबंधन भी शामिल है। कई जड़ी-बूटियों में लाभकारी गुण होते हैं जो प्रकोपों की आवृति और गंभीरता को कम करने, लक्षणों से राहत दिलाने और उपचार प्रक्रिया में सहायता कर सकते हैं। हर्पीज प्रकोप के प्रबंधन के लिए प्रभावी उपचार खोजें

लेमन बाम लेमन बाम (मेलिसा ऑफिसिनेलिस) एक बहुत ही लोकप्रिय जड़ी बूटी है जो अपने एंटीवायरल और सुखदायक गुणों के लिए प्रसिद्ध है। ठंडे घावों पर लेमन बाम क्रीम या मलहम का उपयोग दर्द, खुजली और सूजन से राहत प्रदान कर सकता है, साथ ही उपचार प्रक्रिया में भी सहायता करता है। लेमन बाम अपने लाभकारी गुणों के लिए जाना जाता है, क्योंकि इसमें ऐसे यौगिक होते हैं जो हर्पीज सिम्प्लेक्स वायरस की प्रतिकृति को रोकते हैं और प्रकोप की आवृति और गंभीरता को कम करने में मदद करते हैं।

टी ट्री ऑयल टी ट्री ऑयल (मेलेलुका अल्टरनिफोलिया) एक प्राकृतिक एंटीसेप्टिक और एंटीवायरल एजेंट है जो जननांग दाद के प्रकोप को प्रबंधित करने में सहायता कर सकता है। वाहक तेल के साथ मिश्रित टी ट्री ऑयल के पतले घोल का उपयोग करने से असुविधा,

खुजली और सूजन से राहत मिल सकती है, साथ ही उपचार प्रक्रिया का भी समर्थन किया जा सकता है। टी ट्री ऑयल अपने एंटीवायरल गुणों के लिए जाना जाता है, विशेष रूप से हर्पीज सिम्प्लेक्स वायरस के खिलाफ। यह टेरपीन4ओल जैसे टेरपेन की उपस्थिति के कारण है।

नद्यपान की जड़ नद्यपान की जड़, विशेष रूप से ग्लाइसीरिज़ा ग्लबरा, में ग्लाइसीरिज़िन नामक एक यौगिक होता है जिसमें हर्पीज सिम्प्लेक्स वायरस के खिलाफ एंटीवायरल गुण पाए गए हैं। ठंडे घावों या जननांग घावों पर नद्यपान की जड़ की क्रीम या मलहम का उपयोग संभावित रूप से प्रकोप की तीव्रता और अवधि को कम कर सकता है, साथ ही उपचार प्रक्रिया में भी सहायता कर सकता है। इसके अतिरिक्त, नद्यपान की जड़ में उल्लेखनीय एंटीइंफ्लेमेटरी गुण होते हैं जो आमतौर पर हर्पीज प्रकोप से जुड़ी असुविधा और सूजन को प्रभावी ढंग से कम कर सकते हैं।

इचिनेसिया इचिनेसिया (इचिनेसिया पर्पूरिया) एक प्राकृतिक उपचार है जो अपनी प्रतिरक्षा बढ़ाने वाले गुणों के लिए जाना जाता है। इसका पारंपरिक रूप से हर्पीज जैसे वायरल संक्रमणों के खिलाफ शरीर की सुरक्षा का समर्थन करने के लिए उपयोग किया जाता है। हर्पीज के प्रकोप होने पर प्राकृतिक सप्लीमेंट या टिंचर का उपयोग करने से लक्षणों की तीव्रता और अवधि कम हो सकती है, साथ ही प्रतिरक्षा प्रणाली को भी बढ़ावा मिल सकता है। इचिनेसिया अपने लाभकारी यौगिकों के लिए जाना जाता है जो प्रतिरक्षा प्रणाली को बढ़ावा दे सकते हैं और वायरस की प्रतिकृति को रोकने में मदद कर सकते हैं।

पुदीने का तेल पुदीने का तेल, जो मेंथा पिपेरिटा पौधे से प्राप्त होता है, में ऐसे गुण होते हैं जो ठंडक और सुखदायक प्रभाव प्रदान करते हैं। यह हर्पीज के प्रकोप के दौरान होने वाली असुविधा, खुजली और सूजन को कम करने में फायदेमंद हो सकता है। पुदीने के तेल और वाहक तेल के पतले मिश्रण का उपयोग करने से अस्थायी राहत मिल सकती है और ठंडे घावों या जननांग घावों पर लगाने पर उपचार में सहायता मिल सकती है। पुदीने का तेल अपने सुखदायक और उपचार गुणों के लिए जाना जाता है, जो मेन्थॉल नामक एक शक्तिशाली यौगिक की

उपस्थिति के कारण है।

एलोवेरा एलोवेरा जेल अपने शांत करने वाले और उपचारात्मक गुणों के लिए प्रसिद्ध है, जो हर्पीज के प्रकोप के दौरान होने वाली असुविधा, जलन और सूजन से राहत प्रदान करता है। कोल्ड सोर या जननांग घावों पर एलोवेरा जेल का उपयोग करने से राहत मिल सकती है और उपचार प्रक्रिया में सहायता मिल सकती है। एलोवेरा में पॉलीसेकेराइड, अमीनो एसिड और विटामिन सहित कई यौगिक पाए जाते हैं, जिनमें एंटीवायरल गुण और घाव भरने को बढ़ावा देने की क्षमता प्रदर्शित की गई है।

2. तनाव प्रबंधन और भड़कने से रोकने की तकनीकें

तनाव दाद के प्रकोप के लिए अक्सर उत्प्रेरक होता है और प्रतिरक्षा प्रणाली से समझौता करके और वायरस को सक्रिय करके लक्षणों को खराब कर सकता है। तनाव को प्रभावी ढंग से प्रबंधित करने से प्रकोप की आवृत्ति और गंभीरता को कम करने पर सकारात्मक प्रभाव पड़ सकता है, साथ ही समग्र कल्याण को भी बढ़ावा मिल सकता है। तनाव को प्रबंधित करने और भड़कने से रोकने के लिए यहाँ कुछ प्रभावी तकनीकें दी गई हैं

माइंडफुलनेस मेडिटेशन का अभ्यास करना माइंडफुलनेस मेडिटेशन का अभ्यास करने का मतलब है कि आप अपना ध्यान वर्तमान क्षण पर केंद्रित करें, बिना किसी निर्णय या आलोचना के उसे अपनाएँ। माइंडफुलनेस मेडिटेशन के लगातार अभ्यास के ज़रिए, लोग तनाव, चिंता और अवसाद को प्रभावी ढंग से कम कर सकते हैं, साथ ही साथ इससे निपटने और वापस उभरने की अपनी क्षमता में भी सुधार कर सकते हैं। माइंडफुलनेस मेडिटेशन का अभ्यास करने से विश्राम को बढ़ावा देकर और प्रतिरक्षा प्रणाली को मजबूत करके, किसी विशेष स्थिति से जुड़े प्रकोपों की आवृत्ति और तीव्रता को प्रभावी ढंग से कम करने में मदद मिलती है।

विश्राम तकनीकें डायाफ्रामटिक श्वास और गति से श्वास लेने जैसे गहरे श्वास अभ्यासों का अभ्यास शरीर की विश्राम प्रतिक्रिया को प्रभावी ढंग से ट्रिगर कर सकता है, जिससे तनाव के स्तर में कमी आती

है। गहरी साँस लेने के व्यायामों के लगातार अभ्यास से, व्यक्ति मांसपेशियों के तनाव में कमी, रक्तचाप में कमी और शांति और स्थिरता की भावना का अनुभव कर सकते हैं। गहरी साँस लेने के व्यायाम किसी भी समय, स्थान की परवाह किए बिना किए जा सकते हैं, और बढ़े हुए तनाव या चिंता के क्षणों के दौरान महत्वपूर्ण राहत प्रदान कर सकते हैं।

प्रगतिशील मांसपेशी विश्राम प्रगतिशील मांसपेशी विश्राम में पूरे शरीर में विभिन्न मांसपेशी समूहों का जानबूझकर संकुचन और उसके बाद रिलीज शामिल है, जिसका उद्देश्य शारीरिक विश्राम को प्रेरित करना और मांसपेशियों के तनाव को कम करना है। प्रगतिशील मांसपेशी विश्राम के निरंतर अभ्यास के माध्यम से, व्यक्ति तनाव से मुक्ति, तनाव के स्तर में कमी और पूरे शरीर में विश्राम की समग्र भावना का अनुभव कर सकते हैं। प्रगतिशील मांसपेशी विश्राम तकनीकों का उपयोग किसी निश्चित स्थिति से जुड़े प्रकोपों की आवृत्ति और तीव्रता को कम करने में फायदेमंद हो सकता है। यह तनाव के स्तर को प्रभावी ढंग से प्रबंधित करने और प्रतिरक्षा प्रणाली को मजबूत करने के द्वारा प्राप्त किया जाता है।

योग योग में विभिन्न शारीरिक मुद्राएँ, साँस लेने के व्यायाम और ध्यान तकनीकें शामिल हैं, जो शांति की भावना को बढ़ावा देती हैं, तनाव को कम करती हैं और समग्र स्वास्थ्य को बढ़ाती हैं। लगातार योग अभ्यास के माध्यम से, लोग मांसपेशियों के तनाव में कमी, लचीलेपन में वृद्धि और मन-शरीर के जुड़ाव की बढ़ी हुई भावना का अनुभव कर सकते हैं। योग हर्पीज से संबंधित प्रकोपों की आवृत्ति और गंभीरता को प्रभावी ढंग से कम करने में सिद्ध हुआ है। यह विश्राम को बढ़ावा देने, तनाव के स्तर को कम करने और प्रतिरक्षा कार्य का समर्थन करके हासिल किया जाता है।

शारीरिक गतिविधि तनाव को प्रबंधित करने, मूड को बेहतर बनाने और समग्र स्वास्थ्य और तंदुरुस्ती को बढ़ावा देने के लिए नियमित शारीरिक गतिविधि में शामिल होना महत्वपूर्ण है। पैदल चलना, जॉगिंग, तैराकी, साइकिल चलाना, नृत्य या योग जैसी गतिविधियों में

भाग लेना तनाव के स्तर को कम करने, मूड में सुधार और समग्र रूप से आराम की भावना में योगदान दे सकता है। नियमित शारीरिक गतिविधि हर्पीज से जुड़े प्रकोपों की आवृत्ति और तीव्रता को कम करने में सिद्ध हुई है। ऐसा इसलिए है क्योंकि व्यायाम समग्र स्वास्थ्य को बेहतर बनाने, तनाव के स्तर को कम करने और प्रतिरक्षा कार्य को बढ़ावा देने में मदद करता है।

E. मधुमेह

मधुमेह प्रबंधन: पौध-आधारित आहार और रक्त शर्करा के स्तर को नियंत्रित करना

मधुमेह एक दीर्घकालिक चयापचय स्थिति है जो इंसुलिन उत्पादन या कार्य के साथ समस्याओं के कारण उच्च रक्त शर्करा के स्तर का कारण बनती है। हालाँकि मधुमेह के इलाज के लिए दवा और इंसुलिन थेरेपी का अक्सर उपयोग किया जाता है, लेकिन किसी की जीवनशैली में बदलाव करना, जैसे कि किसी के आहार को समायोजित करना और ग्लाइसेमिक नियंत्रण बनाए रखना, रक्त शर्करा के स्तर को बढ़ाने और जटिलताओं की संभावना को कम करने के लिए आवश्यक है। फलों, सब्जियों, साबुत अनाज, फलियां, मेवे और बीजों सहित पौधों पर केंद्रित आहार मधुमेह वाले लोगों के लिए कई तरह के स्वास्थ्य लाभ प्रदान कर सकता है और स्थिर रक्त शर्करा के स्तर को बनाए रखने में योगदान दे सकता है।

1. आहार और रक्त शर्करा प्रबंधन

वनस्पति आधारित आहार में पौधों से प्राप्त सम्पूर्ण, न्यूनतम प्रसंस्कृत खाद्य पदार्थों को शामिल करने पर ध्यान केंद्रित किया जाता है।

इस आहार पैटर्न में फाइबर, विटामिन, खनिज, एंटीऑक्सीडेंट और फाइटोन्यूट्रिएंट्स प्रचुर मात्रा में होते हैं और इसे कई स्वास्थ्य लाभों से जोड़ा गया है, जैसे कि बेहतर ग्लाइसेमिक नियंत्रण, कम इंसुलिन प्रतिरोध और मधुमेह से संबंधित जटिलताओं की कम संभावना। यहाँ

पौधे आधारित आहार के कुछ महत्वपूर्ण पहलू दिए गए हैं और यह ग्लाइसेमिक नियंत्रण को कैसे प्रभावित कर सकता है

इसमें आहार फाइबर की एक महत्वपूर्ण मात्रा होती है पौधे आधारित खाद्य पदार्थों में आहार फाइबर की अच्छी मात्रा होती है, जो रक्तप्रवाह में ग्लूकोज के अवशोषण को धीमा करने, रक्त शर्करा के स्तर को नियंत्रित करने और आपको भरा हुआ महसूस कराने में मदद कर सकता है। जई, सेम, दाल, फल और सब्जियों जैसे पोषक तत्वों से भरपूर खाद्य पदार्थों में घुलनशील फाइबर होता है, जिसमें पाचन तंत्र में एक जेल जैसा पदार्थ बनाने की क्षमता होती है। यह पदार्थ रक्त शर्करा के स्तर को कम करने और इंसुलिन संवेदनशीलता को बढ़ाने में फायदेमंद हो सकता है। अपने आहार में अघुलनशील फाइबर को शामिल करने से मल का भार बढ़ाने और नियमित मल त्याग में सहायता मिल सकती है। साबुत अनाज, मेवे, बीज और सब्जियाँ जैसे खाद्य पदार्थ इस प्रकार के फाइबर के बेहतरीन स्रोत हैं।

संतुलित रक्त शर्करा स्तर पौधे आधारित खाद्य पदार्थ रक्त शर्करा के स्तर पर सौम्य प्रभाव डालने की अपनी क्षमता के लिए जाने जाते हैं, जो इंसुलिन स्राव में अचानक वृद्धि को रोकते हैं। अपने आहार में कम जीआई वाले खाद्य पदार्थ जैसे कि गैर-स्टार्च वाली सब्जियाँ, फलियाँ, साबुत अनाज, मेवे, बीज और जामुन, सेब और खट्टे फल जैसे फल शामिल करें। कम जीआई वाले खाद्य पदार्थों से भरपूर आहार खाने से रक्त शर्करा के स्तर को स्थिर करने, इंसुलिन संवेदनशीलता को बढ़ाने और मधुमेह वाले लोगों के लिए हाइपरग्लाइसेमिया और हाइपोग्लाइसेमिया का अनुभव करने की संभावना कम होती है।

पौष्टिक वसा पौधे आधारित आहार अपने स्वास्थ्य लाभों के लिए जाने जाते हैं, क्योंकि वे संतृप्त वसा और कोलेस्ट्रॉल में कम होते हैं जबकि मोनोअनसैचुरेटेड वसा और पॉलीअनसेचुरेटेड वसा जैसे स्वस्थ वसा से भरपूर होते हैं। अपने आहार में स्वस्थ वसा को शामिल करना, जैसे कि एवोकाडो, नट्स, बीज और जैतून के तेल में पाए जाने वाले, मधुमेह वाले व्यक्तियों के लिए कई लाभ हो सकते हैं। ये वसा इंसुलिन संवेदनशीलता को बढ़ा सकते हैं, सूजन को कम कर सकते हैं और

संभावित रूप से हृदय रोग के जोखिम को कम कर सकते हैं।

एंटीऑक्सीडेंट और फाइटोन्यूट्रिएंट्स की शक्ति को अपनाएँ पौधे आधारित खाद्य पदार्थों में लाभकारी यौगिक होते हैं जो समग्र स्वास्थ्य और तंदुरुस्ती का समर्थन कर सकते हैं। इन यौगिकों में एंटीइंफ्लेमेटरी और एंटीऑक्सीडेंट गुण पाए गए हैं, जो ऑक्सीडेटिव तनाव से बचाने, सूजन को कम करने और इंसुलिन संवेदनशीलता को बढ़ाने में मदद कर सकते हैं। विटामिन सी, विटामिन ई, बीटाकैरोटीन और फ्लेवोनोइड जैसे प्राकृतिक यौगिक, जो जामुन, खट्टे फल, गहरे रंग की पत्तेदार सब्जियां और रंगीन सब्जियों जैसे खाद्य पदार्थों में मौजूद होते हैं, उनमें हानिकारक मुक्त कणों का मुकाबला करने और कोशिकाओं को नुकसान से बचाने की क्षमता होती है।

अप्रसंस्कृत खाद्य पदार्थ एक पौधा आधारित आहार पूरे, अप्रसंस्कृत खाद्य पदार्थों पर ध्यान केंद्रित करता है और शर्करा युक्त स्नैक्स, डेसर्ट, परिष्कृत अनाज और प्रसंस्कृत मांस जैसे अत्यधिक संसाधित और परिष्कृत खाद्य पदार्थों की खपत को प्रतिबंधित करता है। प्राकृतिक खाद्य पदार्थ जो न्यूनतम प्रसंस्करण से गुजरते हैं, उनमें अतिरिक्त शर्करा, सोडियम और अस्वास्थ्यकर वसा की मात्रा कम होती है, जबकि फाइबर, विटामिन, खनिज और फाइटोन्यूट्रिएंट्स से भरपूर होते हैं। यह उन्हें रक्त शर्करा के स्तर को प्रबंधित करने और समग्र स्वास्थ्य को बढ़ावा देने के लिए एक स्वस्थ विकल्प बनाता है।

अपने सेवन को संतुलित करना हालांकि पौधे आधारित खाद्य पदार्थ वास्तव में पौष्टिक होते हैं और ग्लाइसेमिक नियंत्रण में मदद कर सकते हैं, लेकिन रक्त शर्करा के स्तर को प्रभावी ढंग से प्रबंधित करने और स्वस्थ वजन बनाए रखने के लिए भाग के आकार पर नज़र रखना महत्वपूर्ण है। भाग के आकार के प्रति सचेत रहना और ध्यानपूर्वक खाने का अभ्यास करना मधुमेह वाले व्यक्तियों के लिए फायदेमंद हो सकता है। यह कार्बोहाइड्रेट सेवन को प्रबंधित करने, अधिक खाने से रोकने और पूरे दिन स्थिर रक्त शर्करा के स्तर को बढ़ावा देने में सहायता कर सकता है।

संक्षेप में, फलों, सब्जियों, साबुत अनाज, फलियां, मेवे और बीजों जैसे पौधों से मिलने वाले खाद्य पदार्थों पर केंद्रित आहार को शामिल करने से मधुमेह से पीड़ित लोगों को कई तरह के स्वास्थ्य लाभ मिल सकते हैं। इस तरह का आहार रक्त शर्करा के स्तर को नियंत्रित करने, इंसुलिन संवेदनशीलता को बढ़ाने और मधुमेह से जुड़ी जटिलताओं की संभावना को कम करने में सहायता कर सकता है। संपूर्ण, कम से कम प्रसंस्कृत खाद्य पदार्थों को प्राथमिकता देकर और अपने आहार में पोषक तत्वों से भरपूर पौधों से मिलने वाले खाद्य पदार्थों की एक विविध श्रृंखला को शामिल करके, मधुमेह से पीड़ित व्यक्ति अपने रक्त शर्करा के स्तर को सफलतापूर्वक नियंत्रित कर सकते हैं और अपने समग्र स्वास्थ्य और तंदुरुस्ती को बढ़ा सकते हैं।

2. व्यायाम और वजन प्रबंधन के लिए रणनीतियाँ

मधुमेह के प्रबंधन के लिए नियमित व्यायाम और वजन प्रबंधन आवश्यक है। वे ग्लाइसेमिक नियंत्रण में सुधार, इंसुलिन प्रतिरोध को कम करने और हृदय रोग के जोखिम को कम करने में महत्वपूर्ण भूमिका निभाते हैं। शारीरिक गतिविधि मधुमेह वाले लोगों के लिए स्वास्थ्य लाभ की एक विस्तृत श्रृंखला प्रदान करती है, जिसमें बेहतर रक्त शर्करा नियंत्रण, बेहतर इंसुलिन संवेदनशीलता, वजन प्रबंधन और समग्र फिटनेस वृद्धि शामिल है। मधुमेह वाले व्यक्तियों के लिए यहाँ कुछ व्यायाम और वजन प्रबंधन रणनीतियाँ दी गई हैं

कार्डियोवैस्कुलर वर्कआउट एरोबिक व्यायाम में शामिल होना, जिसे कार्डियो व्यायाम भी कहा जाता है, हृदय गति और श्वास दर को बढ़ाने वाली गतिविधियों में भाग लेना शामिल है, जो अंततः कार्डियोवैस्कुलर फिटनेस को बढ़ाता है। एरोबिक व्यायाम के कुछ उदाहरण हैं चलना, जॉगिंग, साइकिल चलाना, तैराकी, नृत्य और एरोबिक कक्षाएं। नियमित एरोबिक व्यायाम में शामिल होने से मधुमेह वाले व्यक्तियों के लिए कई लाभ होते हैं। यह इंसुलिन संवेदनशीलता को बढ़ा सकता है, रक्त शर्करा के स्तर को नियंत्रित कर सकता है, वजन घटाने को बढ़ावा दे सकता है, शरीर की चर्बी को कम कर सकता है और हृदय रोग के जोखिम को कम कर सकता है।

मांसपेशियों के निर्माण के लिए शक्ति प्रशिक्षण, जिसे प्रतिरोध प्रशिक्षण या भारोत्तोलन भी कहा जाता है, में कई प्रकार के व्यायाम शामिल हैं जो शक्ति, शक्ति और धीरज को बढ़ाने के लिए विशिष्ट मांसपेशी समूहों पर ध्यान केंद्रित करते हैं। शक्ति निर्माण में मदद करने वाले व्यायामों के कुछ उदाहरणों में भारोत्तोलन, बॉडीवेट व्यायाम, प्रतिरोध बैंड व्यायाम और योग शामिल हैं। शक्ति प्रशिक्षण मधुमेह वाले व्यक्तियों के लिए फायदेमंद है क्योंकि यह मांसपेशियों को बढ़ा सकता है, इंसुलिन संवेदनशीलता में सुधार कर सकता है, चयापचय दर बढ़ा सकता है और वजन घटाने में सहायता कर सकता है।

लचीलेपन और संतुलन को बढ़ावा देने वाले व्यायामों को अपनी दिनचर्या में शामिल करना लचीलेपन और संतुलन के व्यायामों को शामिल करने से जोड़ों की गतिशीलता, गति की सीमा और संतुलन पर सकारात्मक प्रभाव पड़ सकता है। ये व्यायाम गिरने और चोट लगने के जोखिम को कम करने में भी मदद कर सकते हैं, जो मधुमेह वाले व्यक्तियों के लिए विशेष रूप से महत्वपूर्ण है। लचीलेपन और संतुलन को बढ़ावा देने वाले कुछ व्यायाम हैं स्ट्रेचिंग, योग, ताई ची, चीगोंग और पिलेट्स। लचीलेपन और संतुलन के व्यायामों को अपनी दिनचर्या में शामिल करने से आपकी समग्र गतिशीलता, तनाव के स्तर और समग्र स्वास्थ्य पर सकारात्मक प्रभाव पड़ सकता है, खासकर अगर आपको मधुमेह है।

नियमित शारीरिक गतिविधि में शामिल होना व्यायाम को अपनी दिनचर्या का नियमित हिस्सा बनाना मधुमेह को प्रभावी ढंग से प्रबंधित करने और आपके समग्र स्वास्थ्य और कल्याण में सुधार करने के लिए महत्वपूर्ण है। हर हफ़्ते कम से कम 150 मिनट मध्यम तीव्रता वाले एरोबिक व्यायाम या 75 मिनट तेज़ तीव्रता वाले एरोबिक व्यायाम करने का प्रयास करें, जो कम से कम तीन दिनों में वितरित किए जाएँ। सुनिश्चित करें कि सप्ताह में कम से कम दो बार अपनी दिनचर्या में शक्ति प्रशिक्षण व्यायाम शामिल करें, और आवश्यकतानुसार लचीलापन और संतुलन व्यायाम जोड़ें।

धीमी और स्थिर प्रगति जब आप व्यायाम कार्यक्रम शुरू करते हैं, तो इसे आसान बनाना और जैसे-जैसे आप आगे बढ़ते हैं, अपने वर्कआउट की तीव्रता, अवधि और आवृत्ति को धीरे-धीरे बढ़ाना महत्वपूर्ण है। अपने शरीर के संकेतों को समझने के लिए समय निकालें, ध्यान से देखें कि आप शारीरिक गतिविधि के दौरान और उसके बाद कैसा महसूस करते हैं। आवश्यक समायोजन करके, आप चोटों से बच सकते हैं और खुद को बहुत अधिक दबाव में डालने से बच सकते हैं।

अपने रक्त शर्करा के स्तर पर कड़ी नज़र रखें व्यायाम से पहले, उसके दौरान और बाद में अपने रक्त शर्करा के स्तर पर कड़ी नज़र रखना महत्वपूर्ण है ताकि यह सुनिश्चित हो सके कि वे सुरक्षित सीमा में रहें। यदि आपका रक्त शर्करा का स्तर असंतुलित है, तो आपके कार्बोहाइड्रेट सेवन, इंसुलिन की खुराक या व्यायाम की तीव्रता में समायोजन करना आवश्यक हो सकता है। कम रक्त शर्करा के मामले में व्यायाम के दौरान ग्लूकोज की गोलियां, फलों का रस या कैंडी जैसे कुछ तेजी से काम करने वाले कार्बोहाइड्रेट रखना सुनिश्चित करें।

खुद को हाइड्रेटेड रखें व्यायाम से पहले, उसके दौरान और बाद में खूब सारा पानी पीकर खुद को हाइड्रेटेड रखना सुनिश्चित करें। मीठे स्पोर्ट्स ड्रिंक और एनर्जी ड्रिंक से दूर रहें, क्योंकि इनसे अचानक ब्लड शुगर बढ़ सकता है और डिहाइड्रेशन हो सकता है। रोजाना 810 गिलास पानी पीने की सलाह दी जाती है, या अगर आप शारीरिक गतिविधि करते हैं या आपको बहुत ज़्यादा पसीना आता है तो अपने सेवन को बढ़ा दें।

F. स्तंभन दोष

स्तंभन दोष का प्रबंधन आहार हस्तक्षेप और जीवनशैली में परिवर्तन

इरेक्टाइल डिसफंक्शन (ईडी) एक प्रचलित समस्या है जो कई व्यक्तियों को प्रभावित करती है, जिससे यौन गतिविधि के लिए

संतोषजनक इरेक्शन प्राप्त करना या बनाए रखना मुश्किल हो जाता है। हालाँकि ऐसे कई कारक हैं जो ईडी के विकास और प्रगति में योगदान दे सकते हैं, जिनमें शारीरिक और मनोवैज्ञानिक कारण शामिल हैं, लेकिन आहार, तनाव और अंतरंगता के मुद्दों जैसे जीवनशैली कारकों पर विचार करना महत्वपूर्ण है। रक्त प्रवाह और परिसंचरण को बढ़ाने के लिए आहार हस्तक्षेप को शामिल करना, साथ ही तनाव को कम करने और अंतरंगता को बेहतर बनाने के लिए जीवनशैली में समायोजन करना, ईडी के प्रबंधन और यौन स्वास्थ्य और कल्याण को बढ़ावा देने पर महत्वपूर्ण प्रभाव डाल सकता है।

1. आहार परिवर्तन के माध्यम से रक्त प्रवाह और परिसंचरण में वृद्धि

स्वस्थ हृदय प्रणाली को बनाए रखने के लिए पोषण आवश्यक है, जो बदले में स्तंभन कार्य को प्रभावित करता है। कुछ खाद्य पदार्थ और पोषक तत्व हैं जो रक्त प्रवाह को बढ़ाने, सूजन को कम करने और संवहनी स्वास्थ्य को बढ़ावा देने की क्षमता रखते हैं, जो बदले में स्तंभन कार्य पर सकारात्मक प्रभाव डाल सकते हैं। स्तंभन दोष के प्रबंधन के लिए विचार करने के लिए कुछ आहार हस्तक्षेप यहां दिए गए हैं

स्वस्थ भोजन योजना भूमध्यसागरीय आहार फल, सब्ज़ियाँ, साबुत अनाज, फलियाँ, मेवे, बीज, जैतून का तेल और मछली जैसे संपूर्ण, न्यूनतम प्रसंस्कृत खाद्य पदार्थों के सेवन को बढ़ावा देता है। यह आहार पैटर्न पोषक तत्वों से भरपूर है जो हृदय स्वास्थ्य को बढ़ावा देते हैं, एंटीऑक्सीडेंट के स्तर को बढ़ाते हैं और समग्र स्वास्थ्य को बढ़ाते हैं। इसे हृदय रोग विकसित होने की कम संभावना और बेहतर स्तंभन कार्य से जोड़ा गया है। भूमध्यसागरीय शैली का आहार अपनाने से रक्त प्रवाह, सूजन में कमी और संवहनी स्वास्थ्य पर सकारात्मक प्रभाव पड़ सकता है, जो संभावित रूप से ईडी वाले व्यक्तियों के लिए लाभ प्रदान करता है।

नाइट्रिक ऑक्साइड से भरपूर खाद्य पदार्थ नाइट्रिक ऑक्साइड एक प्राकृतिक यौगिक है जो वासोडिलेटर के रूप में कार्य करता है, रक्त

वाहिकाओं को शिथिल करने और रक्त परिसंचरण को बढ़ाने में मदद करता है। नाइट्रिक ऑक्साइड के अग्रदूत जैसे लार्जिनिन और एलसिट्रुलिन से भरपूर खाद्य पदार्थों का सेवन नाइट्रिक ऑक्साइड उत्पादन को बढ़ाने और स्तंभन कार्य को बढ़ाने के लिए फायदेमंद हो सकता है। नाइट्रिक ऑक्साइड से भरपूर कुछ खाद्य पदार्थों में पालक, केल और अरुगुला जैसी पत्तेदार सब्जियाँ, साथ ही चुकंदर, संतरे और अंगूर जैसे खट्टे फल, अनार, तरबूज, मेवे, बीज और डार्क चॉकलेट शामिल हैं।

ओमेगा3 फैटी एसिड ओमेगा3 फैटी एसिड में सूजनरोधी गुण होते हैं और ये कार्डियोवैस्कुलर स्वास्थ्य और एंडोथेलियल फ़ंक्शन को बढ़ाने में योगदान दे सकते हैं, जो इरेक्टाइल फ़ंक्शन को बनाए रखने के लिए महत्वपूर्ण हैं। अपने आहार में ओमेगा3 युक्त खाद्य पदार्थ शामिल करना, जैसे कि वसायुक्त मछली (जैसे सैल्मन, मैकेरल और सार्डिन), अलसी, चिया बीज, अखरोट और भांग के बीज, आपके शरीर पर सकारात्मक प्रभाव डाल सकते हैं। ये खाद्य पदार्थ सूजन को कम करने, रक्त प्रवाह को बढ़ाने और संवहनी स्वास्थ्य को बढ़ावा देने में मदद कर सकते हैं।

एंटीऑक्सीडेंट से भरपूर खाद्य पदार्थ एंटीऑक्सीडेंट रक्त वाहिकाओं को मुक्त कणों और ऑक्सीडेटिव तनाव से होने वाले नुकसान से बचाने में महत्वपूर्ण भूमिका निभाते हैं। यह सुरक्षा संवहनी कार्य को बनाए रखने और ईडी के विकास को रोकने के लिए आवश्यक है। अपने आहार में विभिन्न प्रकार के पोषक तत्वों से भरपूर खाद्य पदार्थ जैसे कि जामुन, खट्टे फल, गहरे रंग की पत्तेदार सब्जियाँ, शिमला मिर्च, टमाटर, मेवे, बीज और ग्रीन टी जो शामिल करने से सूजन, रक्त प्रवाह और एंडोथेलियल स्वास्थ्य पर सकारात्मक प्रभाव पड़ सकता है।

शराब का सेवन सीमित मात्रा में करना शराब का सेवन, खास तौर पर रेड वाइन का सेवन, हृदय रोग के विकास की कम संभावना और बेहतर समग्र संवहनी स्वास्थ्य से जुड़ा हुआ है। फिर भी, अत्यधिक शराब का सेवन करने से स्तंभन कार्य और समग्र स्वास्थ्य दोनों पर

नकारात्मक प्रभाव पड़ सकता है। शराब का सेवन सीमित मात्रा में करना (महिलाओं के लिए प्रतिदिन एक ड्रिंक और पुरुषों के लिए प्रतिदिन दो ड्रिंक तक) ईडी से पीड़ित व्यक्तियों के लिए संभावित लाभ हो सकता है। हालाँकि, अत्यधिक शराब के सेवन से बचना महत्वपूर्ण है क्योंकि यह लक्षणों को बढ़ा सकता है।

2. तनाव कम करने और अंतरंगता बढ़ाने के लिए जीवनशैली में बदलाव करना

तनाव, मनोवैज्ञानिक मुद्दे और रिश्ते की समस्याएं जैसे कारक इरेक्टाइल डिसफंक्शन में भूमिका निभा सकते हैं। ये कारक हार्मोन के स्तर, रक्त प्रवाह और यौन उत्तेजना को प्रभावित कर सकते हैं। तनाव के स्तर को कम करने और अंतरंगता को बढ़ाने के लिए अपनी दैनिक दिनचर्या में समायोजन लागू करने से आपके मनोवैज्ञानिक स्वास्थ्य और यौन स्वास्थ्य पर सकारात्मक प्रभाव पड़ सकता है। ईडी को प्रबंधित करने के लिए विचार करने के लिए यहां कुछ जीवनशैली समायोजन दिए गए हैं

तनाव प्रबंधन की तकनीकें माइंडफुलनेस मेडिटेशन, गहरी साँस लेने के व्यायाम, प्रगतिशील मांसपेशी विश्राम और योग जैसी तनाव प्रबंधन तकनीकों में शामिल होने से तनाव के स्तर को कम करने, विश्राम को बढ़ावा देने और मुकाबला करने के कौशल को बढ़ाने में योगदान मिल सकता है। प्रभावी तनाव प्रबंधन के माध्यम से, व्यक्ति चिंता में कमी, मनोदशा में सुधार और यौन उत्तेजना और प्रदर्शन में वृद्धि का अनुभव कर सकते हैं।

नियमित शारीरिक गतिविधि को शामिल करना एक नियमित व्यायाम दिनचर्या को बनाए रखना समग्र स्वास्थ्य और तंदुरुस्ती को बढ़ावा देने के लिए महत्वपूर्ण है, जिसमें यौन स्वास्थ्य का समर्थन करना भी शामिल है। अपनी दिनचर्या में नियमित व्यायाम को शामिल करना, जैसे तेज चलना, जॉगिंग, साइकिल चलाना, तैराकी, या शक्ति प्रशिक्षण, आपके स्वास्थ्य पर कई सकारात्मक प्रभाव डाल सकता है। यह तनाव को कम करने, आपके मूड को बेहतर बनाने, आपके ऊर्जा स्तर को बढ़ाने और हृदय स्वास्थ्य को बढ़ावा देने में मदद कर सकता

है, जिनमें से सभी स्तंभन कार्य पर सकारात्मक प्रभाव डाल सकते हैं। हर हफ्ते कम से कम 150 मिनट मध्यम तीव्रता वाले एरोबिक व्यायाम या 75 मिनट तीव्र तीव्रता वाले एरोबिक व्यायाम को कम से कम तीन दिनों में करने का प्रयास करें।

आरामदायक नींद को बढ़ावा देना पर्याप्त आरामदायक नींद लेना अच्छे समग्र स्वास्थ्य और तंदुरुस्ती को बनाए रखने के लिए महत्वपूर्ण है, जिसमें यौन स्वास्थ्य भी शामिल है। अपर्याप्त नींद और खराब नींद की गुणवत्ता तनाव, थकान और यहां तक कि ईडी जैसी यौन समस्याओं को भी जन्म दे सकती है। एक सुसंगत नींद की दिनचर्या स्थापित करें, बिस्तर पर जाने से पहले शांत करने वाली गतिविधियों को शामिल करें और सुनिश्चित करें कि आपकी नींद का माहौल शांतिपूर्ण और गड़बड़ी से मुक्त हो।

प्रभावी संचार यौन मामलों के बारे में अपने साथी के साथ प्रभावी संचार अंतरंगता और एक मजबूत, संपन्न रिश्ते को बढ़ावा देने के लिए महत्वपूर्ण है। अपने साथी के साथ इरेक्टाइल डिसफंक्शन के बारे में खुली और ईमानदार बातचीत करने से चिंता कम हो सकती है, विश्वास मजबूत हो सकता है और अंतरंगता को बढ़ावा मिल सकता है। किसी भी रिश्ते की चिंताओं को दूर करने, अपनी संचार क्षमताओं को बेहतर बनाने और अपनी अंतरंगता को मजबूत करने में मदद के लिए किसी योग्य चिकित्सक या परामर्शदाता से मार्गदर्शन लेने पर विचार करें।

अंतरंगता मार्गदर्शन यौन चिकित्सा या परामर्श के क्षेत्र में एक जानकार पेशेवर तक पहुंचना यौन चिंताओं को दूर करने, अंतरंगता के मुद्दों में तल्लीन करने और यौन स्वास्थ्य और संतुष्टि को बढ़ाने के लिए प्रभावी रणनीति तैयार करने वाले व्यक्तियों और जोड़ों के लिए मूल्यवान सहायता प्रदान कर सकता है। यौन परामर्श स्तंभन दोष को संबोधित करने, यौन उत्तेजना बढ़ाने और यौन क्षमताओं में सुधार करने के लिए मूल्यवान मार्गदर्शन, सहायता और व्यावहारिक रणनीति प्रदान करता है।

G. किडनी/लिवर रोग

किडनी और लिवर की बीमारियों का इलाज प्राकृतिक उपचार और आहार समायोजन

किडनी और लिवर को प्रभावित करने वाली स्थितियों का व्यक्ति के समग्र स्वास्थ्य और तंदुरुस्ती पर गहरा प्रभाव पड़ सकता है। जबकि चिकित्सा उपचार अक्सर आवश्यक होता है, प्राकृतिक उपचार और आहार समायोजन जैसे वैकल्पिक दृष्टिकोण इन स्थितियों के प्रबंधन में अतिरिक्त सहायता प्रदान कर सकते हैं। प्राकृतिक उपचार किडनी और लिवर के कार्य को बढ़ावा देने में सहायता कर सकते हैं, जबकि आपके आहार में समायोजन करने से सूजन को कम करने और आपके अंगों के स्वास्थ्य को बढ़ाने में मदद मिल सकती है।

1. किडनी और लिवर के कार्य को समर्थन देने के लिए प्राकृतिक उपचार

पारंपरिक चिकित्सा प्रणालियों में पीढ़ियों से किडनी और लिवर के स्वास्थ्य को बढ़ावा देने के लिए प्राकृतिक उपचारों का उपयोग किया जाता रहा है। चल रहे वैज्ञानिक अनुसंधान अंग के कार्य को बेहतर बनाने और किडनी और लिवर की बीमारियों से संबंधित लक्षणों को कम करने में कुछ जड़ी-बूटियों के संभावित लाभों की खोज कर रहे हैं। विभिन्न प्रकार के प्राकृतिक उपचारों की खोज करें जिनका उपयोग अक्सर किडनी और लिवर के स्वास्थ्य को बढ़ावा देने के लिए किया जाता है किडनी के स्वास्थ्य को बढ़ावा

देना

डंडेलियन रूट (टारैक्सैकम ऑफ़िसिनेल) डंडेलियन रूट एक प्राकृतिक उपचार है जो अपने मूत्रवर्धक गुणों के लिए जाना जाता है, जो मूत्र उत्पादन को बढ़ाकर स्वस्थ किडनी के कार्य का समर्थन कर सकता है। इसके अतिरिक्त, इसमें सूजनरोधी गुण हो सकते हैं और सूजन और

पानी के प्रतिधारण को कम करने में सहायता कर सकते हैं। सिंहपर्णी जड़ के लाभों का आनंद लेने के कई तरीके हैं, जैसे इसे चाय में पीना, टिंचर बनाना या इसे पूरक के रूप में लेना।

बिछुआ (उर्टिका डायोइका) बिछुआ विटामिन, खनिज और एंटीऑक्सीडेंट से भरपूर एक पौष्टिक पौधा है। इसमें मूत्रवर्धक गुण होते हैं और यह मूत्र उत्पादन को उत्तेजित करके और विषाक्त पदार्थों को खत्म करके गुर्दे के कार्य को बनाए रखने में संभावित रूप से सहायता कर सकता है। बिछुआ चाय, टिंचर या सेवन के लिए पूरक जैसे विभिन्न रूपों में उपलब्ध है।

चंका पिएड्रा (फिलांथस निरुरी) चंका पिएड्रा, जिसे स्टोनब्रेकर के रूप में भी जाना जाता है, का उपयोग सदियों से पारंपरिक चिकित्सा में गुर्दे और मूत्र पथ की भलाई को बढ़ावा देने के लिए किया जाता रहा है। यह संभावित रूप से गुर्दे की पथरी की रोकथाम में सहायता कर सकता है और मूत्र पथरी को हटाने में सहायता कर सकता है। चंका पिएड्रा चाय, कैप्सूल या टिंचर जैसे विभिन्न रूपों में पाया जा सकता है।

मार्शमैलो रूट (अल्थिया ऑफिसिनेलिस) मार्शमैलो रूट में सुखदायक और सूजनरोधी गुण होते हैं जो संभावित रूप से गुर्दे की सूजन और जलन से राहत प्रदान कर सकते हैं। इसके अतिरिक्त, यह मूत्र प्रवाह को बढ़ाने और मूत्र पथ से संबंधित लक्षणों को कम करने में सहायता कर सकता है। मार्शमैलो रूट चाय, टिंचर या सप्लीमेंट जैसे विभिन्न रूपों में उपलब्ध है।

लिवर के स्वास्थ्य को बढ़ावा देने वाला

मिल्क थीस्ल (सिलिबम मेरियनम) मिल्क थीस्ल को लिवर के स्वास्थ्य पर इसके सकारात्मक प्रभावों के लिए व्यापक रूप से पहचाना जाता है। इसमें पाया जाने वाला यौगिक सिलीमारिन के रूप में जाना

जाता है, जिसमें एंटीऑक्सीडेंट और एंटीइंफ्लेमेटरी गुण होते हैं। ऐसा माना जाता है कि इसमें लिवर की कोशिकाओं को नुकसान से बचाने की क्षमता होती है। आप मिल्क थीस्ल को कैप्सूल, टिंचर या चाय के रूप में पा सकते हैं।

हल्दी (करकुमा लोंगा) हल्दी में एक यौगिक होता है जो अपने शक्तिशाली एंटीऑक्सीडेंट और एंटीइंफ्लेमेटरी गुणों के लिए जाना जाता है। ऐसा माना जाता है कि इसमें लिवर के स्वास्थ्य के लिए संभावित लाभ हैं, जिसमें क्षति से बचाव, सूजन को कम करना और पुनर्जनन को बढ़ावा देना शामिल है। हल्दी का उपयोग आमतौर पर मसाले के रूप में खाना पकाने में किया जाता है या इसे सप्लीमेंट के रूप में लिया जा सकता है।

शिसांद्रा (शिसांद्रा चिनेंसिस) शिसांद्रा एक शक्तिशाली पौधा है जो अपने एडाप्टोजेनिक गुणों के लिए जाना जाता है। इसका उपयोग सदियों से विषहरण और सूजन को कम करके लिवर के स्वास्थ्य का समर्थन करने के लिए किया जाता रहा है। लिवर विकारों के इलाज के लिए चीनी चिकित्सा में इसके उपयोग का एक लंबा इतिहास है। आप शिसांद्रा को कैप्सूल, टिंचर या चाय के रूप में पा सकते हैं।

बड़ॉक रूट (आर्कटियम लप्पा) बड़ॉक रूट एक प्राकृतिक उपचार है जो लीवर के स्वास्थ्य को बेहतर बनाने में इसके संभावित लाभों के लिए जाना जाता है। ऐसा माना जाता है कि यह शरीर से विषहरण और विषाक्त पदार्थों को निकालने में सहायता करता है। इसमें मूत्रवर्धक गुण होते हैं और यह संभावित रूप से पाचन को बेहतर बना सकता है। बड़ॉक रूट को अपनी दिनचर्या में शामिल करने के कई तरीके हैं, जैसे इसे चाय में पीना, टिंचर के रूप में उपयोग करना या पूरक के रूप में लेना।

2. सूजन को कम करने और अंग स्वास्थ्य को बेहतर बनाने के लिए

अपने आहार को समायोजित करना

पोषण गुर्दे और यकृत के इष्टतम कार्य को बनाए रखने के लिए आवश्यक है। कुछ खाद्य पदार्थों और पोषक तत्वों को सूजन को कम करने, विषहरण सहायता और अंग कार्य को बढ़ावा देने पर लाभकारी प्रभाव पाया गया है। गुर्दे और यकृत रोगों के प्रबंधन के लिए इन आहार संशोधनों पर विचार करें

गुर्दे के स्वास्थ्य को बढ़ावा देना

अपने सोडियम का सेवन कम करें सोडियम के अत्यधिक सेवन से रक्तचाप बढ़ सकता है और गुर्दे की कार्यक्षमता और भी खराब हो सकती है। प्रसंस्कृत खाद्य पदार्थ, डिब्बाबंद सूप, नमकीन स्नैक्स और रेस्तरां के भोजन से बचना गुर्दे पर तनाव को कम करने में लाभकारी हो सकता है।

हाइड्रेटेड रहें किडनी के स्वास्थ्य को बनाए रखने के लिए उचित हाइड्रेशन बनाए रखना बहुत ज़रूरी है। पूरे दिन पर्याप्त मात्रा में पानी पीकर हाइड्रेटेड रहना शरीर से विषाक्त पदार्थों और अपशिष्ट उत्पादों को खत्म करने में मदद कर सकता है। प्रतिदिन कम से कम 810 गिलास पानी पीने की सलाह दी जाती है, या अगर आपको किडनी की बीमारी है या आप नियमित शारीरिक गतिविधि करते हैं तो अपने सेवन को बढ़ा दें।

फॉस्फोरस और पोटैशियम का सेवन कम करें जिन लोगों को किडनी की बीमारी है उन्हें जटिलताओं को रोकने के लिए फॉस्फोरस और पोटैशियम का सेवन सीमित करना पड़ सकता है। फॉस्फोरस और पोटैशियम से भरपूर खाद्य पदार्थ जैसे डेयरी उत्पाद, नट्स, बीज, केले और संतरे का सेवन कम मात्रा में या सावधानी से करने की सलाह दी जाती है।

किडनी के स्वास्थ्य के लिए फ़ायदेमंद खाद्य पदार्थों को शामिल करें एंटीऑक्सीडेंट, विटामिन और मिनरल से भरपूर खाद्य पदार्थों से अपने शरीर को पोषण देना आपकी किडनी के स्वास्थ्य के लिए बहुमूल्य सहायता प्रदान कर सकता है। अपने आहार में बेरीज, चेरी, सेब, गोभी, फूलगोभी, लहसुन, प्याज और जैतून के तेल जैसे किडनी के लिए फ़ायदेमंद खाद्य पदार्थ शामिल करें।

लिवर के स्वास्थ्य को बढ़ावा देना

शराब का सेवन कम करें शराब का अधिक सेवन लिवर को नुकसान पहुँचा सकता है और लिवर की बीमारी का कारण बन सकता है। शराब का सेवन कम करने की सलाह दी जाती है, महिलाओं को प्रतिदिन एक ड्रिंक और पुरुषों को प्रतिदिन दो ड्रिंक तक सीमित रखने की सलाह दी जाती है। अत्यधिक शराब पीने और बड़ी मात्रा में शराब पीने से परहेज करने की सलाह दी जाती है।

पौधे आधारित खाद्य पदार्थों पर जोर दें फल, सब्जियां, साबुत अनाज, फलियां, मेवे और बीज जैसे पौधे आधारित खाद्य पदार्थों पर केंद्रित आहार एंटीऑक्सिडेंट, फाइबर और फाइटोन्यूट्रिएंट्स की एक श्रृंखला प्रदान करके यकृत के स्वास्थ्य को बढ़ावा देने में मदद कर सकता है। ये पोषक तत्व सूजन को कम करने, विषहरण में सहायता करने और समग्र स्वास्थ्य को बढ़ाने में सहायता कर सकते हैं।

यकृत के स्वास्थ्य का समर्थन करने वाले खाद्य पदार्थों को शामिल करें कुछ ऐसे खाद्य पदार्थ हैं जो यकृत के स्वास्थ्य का बहुत समर्थन कर सकते हैं। अपने आहार में क्रूसिफेरस सब्जियां (ब्रोकोली, ब्रसेल्स स्प्राउट्स, गोभी), पत्तेदार साग (केल, पालक, कोलार्ड साग), लहसुन, प्याज, हल्दी, अदरक और ग्रीन टी जैसे यकृत के अनुकूल खाद्य

पदार्थों को शामिल करें। प्रसंस्कृत खाद्य पदार्थों और अतिरिक्त चीनी वाले खाद्य पदार्थों का सेवन कम करें प्रसंस्कृत खाद्य पदार्थों और अत्यधिक मात्रा में चीनी का सेवन करने से आपके स्वास्थ्य पर नकारात्मक प्रभाव पड़ सकता है, जिसमें सूजन और आपके यकृत को संभावित नुकसान शामिल है। यह महत्वपूर्ण है कि आप अपने द्वारा खाए जाने वाले खाद्य पदार्थों के प्रकारों के बारे में सचेत रहें, प्रोसेस्ड और मीठे विकल्पों के बजाय संपूर्ण, प्राकृतिक विकल्पों का चयन करें। इसके बजाय संपूर्ण, पोषक तत्वों से भरपूर खाद्य पदार्थों का चयन करें।

खुद को हाइड्रेटेड रखें स्वस्थ लीवर को बनाए रखने के लिए हाइड्रेटेड रहना बहुत ज़रूरी है। पानी पीने से शरीर से हानिकारक पदार्थों और अपशिष्ट पदार्थों को निकालने में मदद मिलती है, जिससे लीवर की उचित कार्यप्रणाली और डिटॉक्सिफिकेशन की प्रक्रिया को बढ़ावा मिलता है। प्रतिदिन 810 गिलास पानी पीने की सलाह दी जाती है, या यदि आप शारीरिक रूप से सक्रिय हैं या गर्म वातावरण में रहते हैं तो अपने सेवन को बढ़ा दें।

H.   वात रोग

गठिया का प्रबंधन सूजनरोधी आहार और पूरक शामिल करना

गठिया में कई तरह की स्थितियाँ शामिल हैं जो जोड़ों में सूजन और अकड़न का कारण बनती हैं, जिसके परिणामस्वरूप असुविधा और सीमित गति होती है। हालाँकि गठिया का कोई ज्ञात इलाज नहीं है, लेकिन अपने आहार में बदलाव करना और पूरक शामिल करना लक्षणों के प्रबंधन और बेहतर जोड़ों के स्वास्थ्य को बढ़ावा देने में फायदेमंद हो सकता है।

1. सूजन कम करने के लिए आहार और पूरक

स्वस्थ भोजन योजना

एक आहार जिसका उद्देश्य शरीर में सूजन को कम करना है, उन खाद्य पदार्थों को शामिल करने पर जोर देता है जो एंटीऑक्सिडेंट, ओमेगा 3 फैटी एसिड और अन्य लाभकारी पोषक तत्वों से भरे होते हैं जो उनके सूजनरोधी प्रभावों के लिए जाने जाते हैं। सूजनरोधी आहार में शामिल करने के लिए ये कुछ महत्वपूर्ण तत्व हैं

ओमेगा 3 फैटी एसिड ओमेगा 3 फैटी एसिड, जो वसायुक्त मछली, अलसी, चिया बीज, अखरोट और भांग के बीज जैसे विभिन्न स्रोतों से प्राप्त किया जा सकता है, अपने शक्तिशाली सूजनरोधी गुणों के लिए जाना जाता है। अपने आहार में ओमेगा 3 युक्त खाद्य पदार्थों को शामिल करना या मछली के तेल की खुराक पर विचार करना सूजन को कम करने और गठिया के लक्षणों से राहत प्रदान करने में फायदेमंद हो सकता है।

जीवंत फल और सब्जियाँ प्राकृतिक पौधों पर आधारित उपचार जैसे कि फल और सब्जियाँ लाभकारी एंटीऑक्सीडेंट, विटामिन और खनिजों से भरपूर होते हैं जो सूजन और ऑक्सीडेटिव तनाव का प्रभावी ढंग से मुकाबला कर सकते हैं। अपने आहार में विभिन्न प्रकार के जीवंत फल और सब्जियाँ शामिल करें, जिनमें जामुन, चेरी, संतरे, टमाटर, पत्तेदार साग, शिमला मिर्च और क्रूसिफेरस सब्जियाँ शामिल हैं।

पौष्टिक वसा जैतून का तेल, एवोकैडो तेल और नट्स जैसे स्वस्थ वसा मोनोअनसैचुरेटेड और पॉलीअनसेचुरेटेड वसा से भरपूर होते हैं, जिनमें सूजनरोधी गुण होते हैं। जैतून के तेल को अपना पसंदीदा खाना पकाने का तेल बनाएँ, अपने भोजन और नाश्ते में एवोकैडो और नट्स शामिल करें और सूजनरोधी लाभों को बढ़ाने के लिए लाल मांस के बजाय वसायुक्त मछली का विकल्प चुनें। साबुत

अनाज पर जोर देना ब्राउन राइस, क्विनोआ, ओट्स, जौ और साबुत गेहूं जैसे साबुत अनाज फाइबर, विटामिन और खनिजों से भरे होते हैं जो सूजन को कम करने और स्थिर रक्त शर्करा के स्तर को बनाए रखने में सहायता कर सकते हैं। अपने पोषक तत्वों के सेवन को बढ़ाने और सूजन को कम करने के लाभों का आनंद लेने के लिए परिष्कृत अनाज के बजाय साबुत अनाज चुनें।

लीन प्रोटीन चुनें पोल्ट्री, मछली, टोफू, टेम्पेह, फलियां और कम वसा वाले डेयरी उत्पाद जैसे लीन प्रोटीन प्रोटीन और महत्वपूर्ण पोषक तत्वों का खजाना प्रदान करते हैं, जबकि लाल मांस में आमतौर पर पाए जाने वाले संतृप्त वसा और कोलेस्ट्रॉल से बचते हैं। मांसपेशियों के स्वास्थ्य को बढ़ावा देने और सूजन को कम करने के लिए अपने भोजन में लीन प्रोटीन शामिल करें।

प्राकृतिक उपचार हल्दी, अदरक, दालचीनी, लहसुन और मेंहदी जैसे कुछ पौधों और सामग्रियों में लाभकारी गुण होते हैं जो सूजन को कम करने और एंटीऑक्सीडेंट प्रदान करने में मदद कर सकते हैं। इन स्वादिष्ट सामग्रियों को अपने भोजन और व्यंजनों में शामिल करें ताकि उनके एंटीइंफ्लेमेटरी लाभों को बढ़ाया जा सके।

प्राकृतिक उपचार

अपने आहार में बदलाव करने के साथ-साथ, अपनी दिनचर्या में विशिष्ट सप्लीमेंट्स को शामिल करने से सूजन को कम करने और गठिया से जुड़े लक्षणों से राहत पाने में मदद मिल सकती है। किसी भी नए सप्लीमेंट को अपनी दिनचर्या में शामिल करने से पहले किसी स्वास्थ्य सेवा पेशेवर से मार्गदर्शन लेना महत्वपूर्ण है ताकि यह सुनिश्चित हो सके कि वे आपकी विशिष्ट आवश्यकताओं के लिए सुरक्षित और उपयुक्त हैं। गठिया के प्रबंधन के लिए यहाँ कुछ सामान्य रूप से उपयोग किए जाने वाले सप्लीमेंट्स दिए गए हैं

मछली का तेल मछली के तेल के सप्लीमेंट्स में ओमेगा3 फैटी एसिड का उच्च स्तर होता है, जो अपने मजबूत एंटीइंफ्लेमेटरी गुणों के लिए जाना जाता है। मछली के तेल के सप्लीमेंट्स का उपयोग करने से गठिया से पीड़ित लोगों को सूजन से राहत मिल सकती है, जोड़ों की परेशानी कम हो सकती है और जोड़ों की गतिशीलता बढ़ सकती है।

हल्दी/कर्क्यूमिन हल्दी में कर्क्यूमिन नामक यौगिक होता है, जिसमें सूजनरोधी और एंटीऑक्सीडेंट गुण होते हैं। हल्दी या कर्क्यूमिन सप्लीमेंट का उपयोग सूजन से राहत प्रदान कर सकता है और गठिया के लक्षणों को कम करने में मदद कर सकता है, खासकर ऑस्टियोआर्थराइटिस और रुमेटीइड गठिया से पीड़ित लोगों के लिए।

ग्लूकोसामाइन और चोंड्रोइटिन ग्लूकोसामाइन और चोंड्रोइटिन प्राकृतिक रूप से पाए जाने वाले यौगिक हैं जो कार्टिलेज में पाए जा सकते हैं, जो जोड़ों के लिए एक सुरक्षात्मक कुशन के रूप में कार्य करता है। ग्लूकोसामाइन और चोंड्रोइटिन सप्लीमेंट का उपयोग जोड़ों के स्वास्थ्य के लिए सहायता प्रदान कर सकता है, सूजन को कम कर सकता है और गठिया के लक्षणों से राहत दिला सकता है, खासकर ऑस्टियोआर्थराइटिस से पीड़ित लोगों में।

विटामिन डी इष्टतम हड्डी स्वास्थ्य और एक मजबूत प्रतिरक्षा प्रणाली सुनिश्चित करना अत्यंत महत्वपूर्ण है। विटामिन डी के अपर्याप्त स्तरों को गठिया और ऑटोइम्यून रोगों के प्रति अधिक संवेदनशीलता से जोड़ा गया है। विटामिन डी के साथ पूरक विटामिन डी के इष्टतम स्तरों को बनाए रखने और जोड़ों के स्वास्थ्य को बढ़ावा देने में योगदान दे सकता है।

कैल्शियम कैल्शियम मजबूत और स्वस्थ हड्डियों को बनाए रखने के लिए महत्वपूर्ण है, जो ऑस्टियोपोरोसिस को रोकने में विशेष रूप से

महत्वपूर्ण है। यह स्थिति अक्सर गठिया के साथ होती है और कमजोर और नाजुक हड्डियों का कारण बन सकती है। विटामिन डी के अतिरिक्त कैल्शियम का सेवन करने से हड्डियों को मजबूत बनाए रखने में मदद मिल सकती है तथा गठिया से पीड़ित लोगों में फ्रैक्चर की संभावना कम हो सकती है।

समाप्त

www.ingramcontent.com/pod-product-compliance
Lightning Source LLC
Chambersburg PA
CBHW031809150726
47989CB00006B/2933